海军军医大学
胆道恶性肿瘤专病诊治中心

上海东方肝胆外科医院
胆道肿瘤诊疗中心

胆道肿瘤诊疗教程系列

肝门部胆管癌
手术要点与难点

Key Points and Difficulties of Operation for
Hilar Cholangiocarcinoma

○ 主审　陈孝平

○ 主编　姜小清　吴小兵

○ 编者（以姓氏笔画为序）

丁卫萍　于　勇　马文聪　马兴涛　王敬晗　冯飞灵　伍　睿

仲冬梅　刘　阳　刘　辰　闫培宁　李　炜　李　胜　李　斌

李之帅　李志臻　吴　越　吴小兵　吴英俊　邱智泉　沈　洋

易　滨　罗样基　胡明泰　姜小清　敖建阳　徐　畅　徐丽丽

高庆祥　葛瑞良　程庆保　储开健

○ 绘图　吴小兵

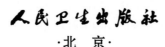

人民卫生出版社

·北　京·

图书在版编目（CIP）数据

肝门部胆管癌手术要点与难点 / 姜小清,吴小兵主编 . —北京：人民卫生出版社，2024.9
ISBN 978-7-117-36360-0

Ⅰ. ①肝…　Ⅱ. ①姜…　②吴…　Ⅲ. ①胆管肿瘤-外科手术　Ⅳ. ①R735

中国国家版本馆 CIP 数据核字（2024）第 111186 号

人卫智网　www.ipmph.com	医学教育、学术、考试、健康，购书智慧智能综合服务平台	
人卫官网　www.pmph.com	人卫官方资讯发布平台	

肝门部胆管癌手术要点与难点

Ganmenbu Danguan'ai Shoushu Yaodian yu Nandian

主　　编：姜小清　吴小兵
出版发行：人民卫生出版社（中继线 010-59780011）
地　　址：北京市朝阳区潘家园南里 19 号
邮　　编：100021
E - mail：pmph @ pmph.com
购书热线：010-59787592　010-59787584　010-65264830
印　　刷：天津善印科技有限公司
经　　销：新华书店
开　　本：787 × 1092　1/16　印张：16
字　　数：370 千字
版　　次：2024 年 9 月第 1 版
印　　次：2024 年 10 月第 1 次印刷
标准书号：ISBN 978-7-117-36360-0
定　　价：258.00 元

打击盗版举报电话：010-59787491　　E-mail：WQ @ pmph.com
质量问题联系电话：010-59787234　　E-mail：zhiliang @ pmph.com
数字融合服务电话：4001118166　　E-mail：zengzhi @ pmph.com

主 编 简 介

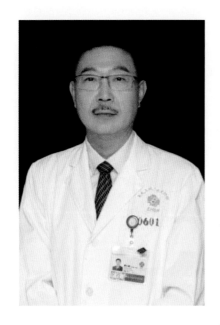

姜小清,海军军医大学第三附属医院(上海东方肝胆外科医院)胆道一科/海军军医大学胆道恶性肿瘤专病诊治中心主任,主任医师、教授,外科学博士,博士研究生导师。

从医30余年,擅长肝癌、肝门部胆管癌、胆囊癌、肝内胆管癌、壶腹周围癌、肝癌伴胆管癌栓等肝胆恶性肿瘤的外科治疗,提出了计划性肝切除在肝胆外科疾病中的应用、第四肝门、改良胰肠端-侧Jiang式吻合等新理念;截至2022年8月已完成500余例肝移植手术。在肝胆外科诸多领域做出了探索,临床经验丰富,开展了胆道肿瘤的多学科联合诊治,并身体力行地推动了计划性肝切除、肝胆恶性肿瘤的腹腔热灌注化疗、胆道肿瘤精准医疗等新技术、新理念在肝胆外科领域的应用。

牵头制定了中国抗癌协会《肝门部胆管癌规范化诊治专家共识(2015)》《胆囊癌规范化诊治专家共识(2016)》和《远端胆管癌规范化诊治专家共识(2017)》等共识。

截至2022年,获得军队科学技术进步奖二等奖1项,上海市科技进步奖三等奖1项,承担科技部国家科技重大专项子课题1项,主持国家自然科学基金面上项目3项、"科技创新行动计划"项目1项、原上海市卫生局局级科研重点项目1项、军队"十二五"重大军事医学项目子课题1项,获得各类基金资助1 000余万元。获得上海市科学技术委员会优秀学术带头人、2016—2018大国医匠及第三届"国之名医·卓越贡献"称号。

近年来,作为通信(共同通信)作者于 *Gut*、*Hepatology* 等期刊发表SCI论文、论著近100篇,累计影响因子大于100分,主编、主译、参编学术专著多部。

主要学术任职:中国抗癌协会胆道肿瘤专业委员会

第一、二届主任委员,国家卫生健康委能力建设和继续教育外科学专业委员会委员,中国医药生物技术协会精准医疗分会常务委员,中华预防医学会肝胆胰疾病预防与控制专业委员会常务委员,国际肝胆胰协会中国分会微创介入专业委员会常务委员,中国临床决策辅助系统计划性肝切除专家委员会主任委员,上海市抗癌协会胆道肿瘤专业委员会主任委员,上海市抗癌协会肝胆肿瘤综合治疗专业委员会副主任委员,上海市医学会肿瘤专科分会委员,*Hepatoma Research* 及《中华肝胆外科杂志》《中国普外基础与临床杂志》等专业期刊编委。

主 编 简 介

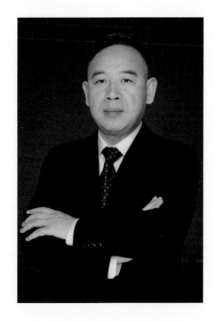

吴小兵,副主任医师。海军军医大学第三附属医院(上海东方肝胆外科医院)胆道一科姜小清团队核心成员,团队骨干,主诊医师。

手术师承姜小清教授。擅长肝胆胰脾系统复杂开腹手术、机器人辅助手术、腹腔镜手术及肝胆胰肿瘤的综合治疗手术。对胆道系统恶性肿瘤如肝门部胆管癌、胆囊癌、胆管下段癌及肝内胆管癌的手术用心最多,沉浸日久,体会良多。

擅长医学手绘,在业余时间手绘各类手术图谱近万幅,以在做复杂手术前查阅文献、手绘手术规划、手术后通过手绘图复盘手术而闻名,在业内受到好评。有近百例肝门部胆管癌手术经验,精彩手术案例多在个人公众号"手绘肝胆"不定期发布,受到相关领域专业人士的关注。参与了新版《吴阶平泌尿外科学》的医学插图手绘工作。

序

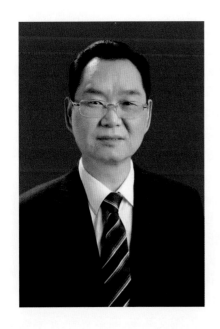

　　肝门部胆管癌手术一向被认为是腹部外科手术中难度最大、最复杂的手术之一,是腹部外科手术中的"珠穆朗玛峰"。相对于腹部其他器官的肿瘤,人们对肝门部胆管癌这个疾病的认识要晚得多,并且直到 20 世纪 50 年代,肝门部胆管癌和胆囊癌都还被认为是难以用外科手段治疗的代表性疾病。1897 年,Billroth 的学生们报道了通过施行包括胆囊床在内的肝部分切除术治疗肝床浸润型胆囊癌的病例,算是通过手术治疗胆道肿瘤的开始,但直到 1954 年,才有关于肝门部胆管癌和胆囊癌根治性手术病例的个案报告。这一年,澳大利亚的 Brown G 在皇家墨尔本医院成功施行了 2 例肝门部胆管癌切除术,他采取右侧胸腹联合切口,在切除了肝门部胆管之后,将左、右肝管断端开口用丝线缝合靠拢成形,然后行 Roux-en-Y 空肠胆管端端吻合。

　　尽管如此,当时人们对肝门部胆管癌这个疾病的认识还是非常有限的,只是将其粗略地定义为"发生于上段肝外胆管的恶性肿瘤",并没有认识到它是胆管癌当中可独立分类的一种疾病,对这种疾病的命名也是各种各样。直到 1965 年,耶鲁大学附属医院的内科教授 Klatskin G 收集了该院 1947—1963 年 13 例患者的临床资料,仔细研究了肿瘤的病理学检查结果,并在《美国医学杂志》(*American Journal of Medicine*)上发表了一篇名为"发生于肝门部肝管汇合部的腺癌(*Adenocarcinoma that Arise in the Hepatic Duct at its Bifurcation within the Porta Hepatis*)"的论文,他在文中提出导致肝门部胆管阻塞的胆管癌应属于一种单独类型的疾病,这才使人们了解到,这种肿瘤无论是临床表现还是病理学特征都有其独特之处。由于他的重大发现,人们将肝门部胆管癌亦称为 Klatskin 肿瘤。

　　长期以来,肝门部胆管癌的手术治疗方法一直都是以欧美和日本为主导的，20 世纪 80 年代后日本学派渐占上风。我们中国的学者则一直都是对欧美和日本的手术亦步亦趋，处于追随者的地位。就是在这样的尴尬处境中，姜小清和他的团队在肝门部胆管癌的手术治疗中发出了自己的强音。

姜小清教授师从我国肝脏外科的奠基人和创始人吴孟超院士，是我国新一代胆道外科领军人物之一。姜小清团队在过去 20 年间积累了 1 000 多台肝门部胆管癌的手术经验。根据"高容量中心"的概念，一家医院 1 年的肝门部胆管癌手术量大于 3 台就可以称为高容量中心，可见姜小清教授带领的科室就是一个绝对的高容量中心。但在我看来，单凭手术量，并不能称其为"高"，一定要有学术贡献，那才是真的高。姜小清团队在这 1 000 多台手术实践中，通过解剖研究"门短静脉"，提出了"第四肝门"的概念；关于肝门部胆管癌的围手术期准备，姜小清团队则提出了"计划性肝切除"的理念；在手术方式的优化方面，姜小清团队则提出了"肝门优先"的手术策略；另外，关于肝门部胆管癌的 Bismuth-Corlett 分型，姜小清团队通过临床实践提出了补充分型，扩大了手术适应证。真可谓"操千曲而后晓声，观千剑而后识器"，以上这些成绩足以建立自己的学术体系了。

纵观全书，这是一本经验之书。全书以肝门部胆管癌为中心，解析肝门部胆管癌手术中经常碰到的问题，突出要点与难点，一个病例说明一个问题，图文并茂，图多文简，文字流畅，言简意赅，可读性强。全书的一大特色是手术照片图配合姜小清团队的吴小兵医师的手绘图对手术的要点与难点进行图文解析，起到了"删繁就简"的作用，让一个复杂的手术变得简单起来，让初学者也可一窥其中奥义！

当然，这既然是一本姜小清团队关于肝门部胆管癌手术的经验总结之书，就难免具有一家之言的性质。肝门部胆管癌的外科治疗本来就存在诸多争议，那么书中有一些会引起学术争论的地方就在所难免了，但不管怎么说，这是一本好书，是一本聚焦肝门部胆管癌，聚焦肝门部胆管癌手术的好书。我非常乐意把这本书推荐给有志于胆道肿瘤、胆道复杂手术和肝胆外科的各级医师！是为序！

中国科学院院士
华中科技大学同济医学院名誉院长

陈孝平

2024 年 4 月 30 日

前　　言

2022 年 8 月 31 日，是我的恩师吴孟超院士诞辰 100 周年的纪念日。在这样一个特殊的日子，我们胆道肿瘤诊疗教程系列的第二本书《肝门部胆管癌手术要点与难点》也完成了编写，这是我能够想到的纪念吴老最好的方法。

犹记得，2020 年 3 月，"海军军医大学胆道恶性肿瘤专病诊治中心、上海东方肝胆外科医院胆道肿瘤诊疗中心胆道肿瘤诊疗教程系列"第一册结稿成册找吴老题写书名时的情景。书稿成册后，找吴老做主审是理所当然的事，但要把书稿送到吴老面前时我还是犹豫再三。一方面是因为吴老当时已经 98 岁高龄，并且身体不好，一直处于住院状态，实在不愿打扰他；另一方面，这个系列书籍是我从事胆道肿瘤外科工作 20 多年的工作总结之作，怕工作做得不好，有负吴老的教诲，有一种"丑媳妇怕见公婆"的感觉。但不管怎么说，"公婆"还是要见的。在一次去看望吴老时，我将书的事说给他听，他很高兴。"会做，会说，会写"是吴老一直教育我们的。就这样，我当即把样书送到了吴老面前。收到书稿后，吴老不仅认真地翻看了样书，还提出了修改意见，写了序言，并给我们题写了书名《胆道肿瘤临床诊疗聚焦》。题写书名时，尽管吴老用毛笔写字显得有点吃力，笔画间架有点力不从心，但吴老写得很认真，字迹还是像他年轻时一样苍劲有力，书籍出版时我们特意将书名做了烫金处理，以示珍贵。原本和吴老约定这个系列的书名都由吴老来题写的，但我们的工作实在是太拖拉了，不等我们的第二本书结稿，吴老就于 2021 年 5 月 22 日离我们而去了。

在吴老离开我们的这一年多来，他的音容笑貌须臾没有离开过我，往事历历在目。可以说，我从医的道路一路走来都深受吴老的影响。

1985 年，我大学毕业后分配到县城工作，当时县城医院的条件是相当简陋的，学习资料也相当匮乏，但是没想到，我的命运悄然发生了改变，因为在我们县新华书店的一个角落，我看到了一本书——《肝脏外科学》，主编是吴孟超。看到吴孟超的名字，他的神采立刻出现在了我的眼前，我一下子就想到了在大学实习期间曾听过他的一次讲座。那是我们的老师陈易人教授请他的大学同学吴孟超教授来苏州大学附属第一医院讲课，讲课的题目好像是肝癌的手术治疗，当时我只觉得做肝脏手术是可望不可及的，所以对具体内容印象并不深刻，但吴老讲课神采飞扬、语调铿锵有力，这个印象我却记忆非常深刻。这次看到吴老编的书，一下子兴趣就来了，赶忙买了这本书回去读，结果越读兴趣越大，索性就给吴老写了一封信，认定了要考吴老的研究生，以后就搞肝胆外科，追随吴老。吴老很快就让秘书给我回了信，鼓励并欢迎我报考他的研究生。当然，我也如愿以偿地于 1987 年考上了他的研究生，从此追随吴老，和吴老在一起工作，经常聆听他的教诲。1998 年 3 月博士毕业前，吴老突然通知我去当时的胆道外科工作。听到这个消息，我是既兴奋又失望，兴奋的是我终于有机会可以留校了；失望的是，吴老的工作主要是在肝脏外科，而胆道外科在当时的肝胆医院只能算是一个边缘学科，相对于肝脏外科，规模要小得多，患者也不多，整天和胆道结石打交道，不能从事更有挑战性的肿瘤相关工作。在我看来，我可能又要离开吴老的视线了，还是难了和吴老在一起工作的心愿。但吴老很快就捕捉到了我的小心思，他对我说：我要你去胆道外科是因为胆道外科目前比较弱，胆道外科比肝脏外科更为复杂，需要更加全面的外科基础，你在肿瘤外科已经工作多年，有很好的普外科基础，去胆道外科工作更能发挥你的特长，只要你认真干，可能会有更大的成绩，特别是要想办法把胆道外科的工作从以胆道结石性疾病治疗为主扭转到胆道肿瘤的治疗上来，胆道结石在我国是多发病，国内已经做得不错了，但胆道肿瘤的手术治疗还是难点，更有挑战性，只要你肯干，我会支持你的。

在胆道外科工作的这 20 多年里，吴老的视线确实一刻都没有离开我，我做每一台手术都觉得吴老在背后盯着我，不敢草率、不敢马虎、不能不认真。他一直在看着我的成长，对我的每一个进步都给予了很大的鼓励和肯定。在胆道外科工作 20 多年，我深深地认识到胆道外科是一门艺术，是值得我付出一生去热爱的事业。

由于吴老巨大的声望和他的号召力，肝胆医院的肝脏外科在国内一直占有绝对的优势，特别是在肝癌治疗领域。近水楼台先得月，受吴老巨大声望的影响，我们胆道外科也聚集了很多患者，特别是胆道肿瘤的患者也慢慢多了起来，逐渐地，我就把我的工作重心放到胆道肿瘤上来了。2008 年，吴老亲自写了推荐信，沈锋副院长亲自陪我们去位于北京的中国抗癌协会总部，向中国抗癌协会提出成立胆道肿瘤专业委员会的申报请求。2009 年，吴老亲自参加了第一届中国抗癌协会胆道肿瘤专业委员会成立大会并担任顾问，我们的工作得到了国内同行的认可，但我最希望的还是得到吴老的认可。2014 年，在吴老的支持下，以我们胆道一科为核心、多学科联合申报成立的胆道恶性肿瘤专病诊治中心，获批成为中国人民解放军第二军医大学（现海军军医大学）首批专病中心之一。这不只是第二军医大学对我们工作的认可，当然，这也是吴老的认可。这时，我们真正做到了将胆道外科的工作重心从做结石到做肿瘤的转变，算是没有辜负吴老的期望。

在过去的 20 多年里，上海东方肝胆外科医院胆道一科团队已经完成了 1 000 多例肝门部胆管癌的根治手术，在国内处于优势地位，在全世界范围内，这也算是单中心最大宗的病例数了。一件事做多了必定会有感想、有心得，量变引起质变，这是必然的结果。您眼前的这本书就是我们关于肝门部胆管癌手术的心得和体会，讲的是肝门部胆管癌手术的要点与难点，是一本图文笔记。书中几十个从不同角度解读的手术病例主要来自 2016—2021 年这 5 年间的病例。这些病例主要是由吴小兵医师记录下来的。吴小兵医师有手绘手术的才能，并且有很好的文字组织能力；他有术前查阅文献、术后及时总结病例（也就是复盘手术）的习惯；他会把我在手术当中提到的要点与难点及时地记录下来，现场感十足。这些病例之前大多发布在我们的微信公众号"手绘肝胆"上。这次，我们将一部分手术图文笔记遴选出来，编辑成册，算是对肝门部胆管癌手术的一个小总结。手术当中的绘图基本都是当时即兴手绘，为了表达手术结束后最初的想法，就保持原样，没有重新绘制。在文字和内容上，也仅仅是做了一些理顺的工作，而没有做大幅度的修改，因为这更能体现对肝门部胆管癌这个复杂手术从学习到精通的过程，这也是从一个初学者到一个精通者眼里能看到的要点与难点。要说明的是，这本书的重点是手术，每个病例的着眼点也都在手术，手术之外如预后、并发症、病理结果等都未能涉及。

在胆道肿瘤领域，我做过一些工作，也取得了一点成绩，提出了"第四肝门""计划性肝切除""肝门部胆管癌手术的肝门优先手术策略"等，建立了自己的学术体系，但相比吴老对于肝胆外科的贡献来说，我取得的成绩是微不足道的，还有很长的路要走。

回想我 40 多年的学医、从医道路，一路走来，除了吴老以外，还得到了很多人的帮助，也获得了患者的信任，在这里我要感谢他们。

这本书的出版得到了陈孝平院士的审阅和悉心指导，并作序推荐。陈孝平院士在百忙之中能抽出时间来给我和我的团队这么大的帮助，真是万分感谢。诚如陈院士所说，肝门部胆管癌手术，本来就存在各家学说、各种流派。陈院士本人在肝门部胆管癌手术治疗领域就有很深的造诣，"小范围肝切除治疗肝门部胆管癌"的理念及多个细小肝管可采用"陈氏肝肠吻合术"治疗的主张得到了广泛推广和学习。我们的这本书只是着眼于总结我们团队自己的一些工作经验，并不能代表肝门部胆管癌手术治疗的全部。书中错漏之处及有争议的地方一定有很多，还希望得到各位同仁和读者诸君的批评指正，至为感谢！

姜小清

2024 年 4 月 30 日于上海

肝门部胆管癌手术要点与难点

Key Points and Difficulties of Operation for Hilar Cholangiocarcinoma

目　录

1　**第一章　总论**

1　第一节　肝门部胆管癌手术相关的基础知识

1　一、四大肝门解剖

10　二、围肝门部解剖

30　第二节　肝门部胆管癌的手术原则和常见手术方式

30　一、肝门部胆管癌的手术原则

30　二、常见手术方式

35　第三节　肝门部胆管癌根治术的基本手术步骤

49　第四节　肝门部胆管癌根治术联合门静脉切除吻合重建术

49　一、肝门部胆管癌根治术联合门静脉切除吻合重建术的术前规划

49　二、联合门静脉切除吻合重建术的术中确定

50　三、门静脉切除吻合重建术前准备

52　四、门静脉切除吻合重建术的注意事项

53　五、门静脉吻合重建

56　六、门静脉切除吻合重建术的并发症

59　**第二章　肝门部胆管癌的手术治疗**

59　第一节　计划性肝切除在肝门部胆管癌手术中的应用

59　一、计划性肝切除的内涵

60　二、计划性肝切除的相关措施

61　三、手术并发症

61　第二节　门静脉切除吻合重建术实例

70　第三节　计划性肝切除理念指导下的肝门优先策略肝门部胆管癌根治性切
　　　除术

80　第四节　计划不如变化,偏离计划的肝门部胆管癌根治性切除术

84　第五节　一台肝门部胆管癌手术的临机决断

87　第六节　肿瘤在左边,为何切右边?——左侧肝门部胆管癌行扩大右半肝切除术

92　第七节　无需联合肝切除的Ⅱ型肝门部胆管癌根治术

96　第八节　2例肝门部胆管癌手术的特殊选择——根据患者的实际情况选择适合患者的手术方式

101　第九节　肝门部胆管癌术后复发再次行肝门部胆管癌根治性切除术

105　第十节　胃大部切除术后、胆管金属支架置入术后的肝门部胆管癌根治性切除术

109　第十一节　奇思妙想成佳构——联合肝中静脉部分切除吻合重建的扩大左半肝切除术治疗Ⅳb型肝门部胆管癌

111　第十二节　按照肝门部胆管癌手术治疗的肝内胆管癌1例,肝动脉罕见变异

116　第十三节　非常之手术,必用非常之手段——1例肝门部胆管癌的非常规手术策略

120　第十四节　联合门静脉切除吻合重建并肝动脉全切除术治疗Ⅳb型肝门部胆管癌

124　第十五节　1例特殊类型的肝门部胆管癌手术

128　第十六节　特殊类型肝门部胆管占位1例

130　第十七节　2台肝外胆管中上段癌的辨析

134　第十八节　联合左半肝切除的肝胰十二指肠切除术

138　第十九节　肝胆外科最大的手术:肝移植联合胰十二指肠切除术治疗肝门部胆管癌

139　第二十节　联合腹腔多发转移灶切除的肝门部胆管癌切除术

146　第二十一节　这例肝门部胆管癌是选择右三叶肝切除术还是扩大左半肝切除术?

150　第二十二节　Bismuth-Corlette Ⅳb 型肝门部胆管癌左半肝切除术并门静脉分叉部切除吻合重建术

155　第二十三节　1 例特殊类型肝门部胆管癌的特殊手术方式

160　第三章　肝门部胆管癌手术与肝外胆管、门静脉及肝动脉的关系

160　第一节　联合肝 4b 段(肝脏左内叶下段)切除的扩大右半肝肝内胆管癌根治性切除术,胆管分叉部切除胆管对端吻合重建术

166　第二节　保护胰十二指肠上后动脉,防止胆总管缺血性狭窄

170　第三节　罕见肝动脉变异,肝总动脉起源于肠系膜上动脉

173　第四节　相同的肝动脉系统变异,不同的空间穿插走行

175　第五节　1 例由腹腔干独立起源的肝右动脉变异的肝门部胆管癌

178　第六节　起源于胃十二指肠动脉的肝右动脉变异的肝门部胆管癌手术

179　第七节　2 例肝动脉解剖变异的三维重建

182　第八节　肝门部胆管癌根治性切除术中的肝动脉吻合重建

185　第九节　不可不知、不可不查的门静脉解剖变异与畸形

185　一、门静脉系统的解剖变异与畸形

188　二、对肝切除术有影响的几种门静脉分叉部异常

189　三、罕见的门静脉解剖变异手术实例:门静脉左右双矢状部

192　第十节　不可不知、不可不辨、不可不慎的门静脉分支异常

197　第十一节　门静脉左支横部缺如的 Bismuth-Corlette Ⅲa 型肝门部胆管癌根治性切除术

200　第十二节　1 例门静脉瘤样扩张

203　第十三节　一台罕见的、存在复杂多重变异的肝门部胆管癌根治性切除术

206　第十四节　肝门部胆管和门静脉双变异

210　第十五节　门静脉吻合重建失败，利用废弃肝静脉架桥重建门静脉

214　第十六节　门静脉系统血管自移植门静脉切除吻合重建术

216　第十七节　门静脉海绵样变患者的胆肠吻合术

221　第十八节　一根血管，一线生机——Bismuth-Corlette Ⅳa 型肝门部胆管癌根治性切除术

226　**第四章　胆肠吻合问题解析**

227　第一节　1 例腹腔镜胆总管囊状扩张症二次手术解析

230　第二节　无论开腹手术还是腹腔镜手术都须按手术原则和规范去做

237　**推荐阅读**

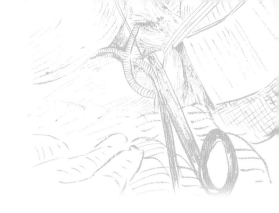

第一章
总论

第一节　肝门部胆管癌手术相关的基础知识

肝门部胆管癌手术的复杂性是建立在其复杂的局部解剖基础之上的,其外科手术的进步又是建立在对肝胆胰解剖的不断深入认识和精确了解的基础之上的。

肝外胆管走行于肝十二指肠韧带内,上连肝脏、下接胰腺(上肝下胰),连接两个重要脏器。肝门部胆管癌的发生以第一肝门为中心,肿瘤沿胆管上下扩展,向四周浸润,肝、胰及周围血管均可受到侵犯。就其手术的切除范围来说,几乎涉及了包括第一肝门在内的肝脏切除的各种术式:小到肝段,大到半肝甚至左右三叶联合全尾状叶的肝切除。就淋巴结清扫范围来说,又涉及胃小弯区、肝十二指肠韧带、胰头前后及下腔静脉与腹主动脉间的淋巴组织分布。由于淋巴结组织一般都是沿着血管分布的,所以淋巴结清扫的实质是对相关血管的骨骼化廓清,甚至于包括血管的切除再吻合,这就涉及相关区域的血管解剖及其变异。当然,胆管整形、胆管 - 空肠及肠 - 肠吻合更是术中必不可少的环节,这又涉及胃肠道的相关解剖。总之,要想做好肝门部胆管癌手术必须要对上述部位的解剖十分熟悉,并对相关解剖变异了然于胸。

目前,肝段的编号说法不一,本书中依据以下原则为肝段编号:左外叶上段为肝 2 段;左外叶下段为肝 3 段;左内叶为肝 4 段;右前叶下段为肝 5 段;右后叶下段为肝 6 段;右后叶上段为肝 7 段;右前叶上段为肝 8 段。

一、四大肝门解剖

我国在肝脏解剖领域的研究起步较晚,但关于"肝门"的研究却走在了世界的前列。1964 年,夏穗生、裘法祖提出将出入肝脏的重要结构划分为三处肝门。近年来,基于大量肝门部胆管癌手术的临床实践,姜小清教授提出了"第四肝门"的概念。至此,四大肝门的立体结构体系建立:第一、第二肝门是一进、一出的关系,为进出肝脏血流的主体部分;第三、第四肝门是一出、一进的关系,为出入肝脏血流的次要部分。肝门部胆管癌手术基本上就是以第一肝门为中心,围绕着这四大肝门进行的。基于四大肝门的理论,姜小清团队又提出了肝门部胆管癌手术的"肝门优先"手术入路策略。

（一）第一肝门

进出第一肝门的主要结构是门静脉、肝动脉和肝外胆管系统（图1-1-1、图1-1-2）。对第一肝门的理解主要是对此三管关系的理解，肝门部胆管癌手术的中心部位就在于此。三管包被于肝十二指肠韧带内，形成肝蒂，肝十二指肠韧带淋巴结的清扫就建立在对此三管关系的准确理解上（图1-1-3）。一般而言：①在肝蒂的下段，胆总管位于右前方，肝固有动脉位于左前方，门静脉位于后方偏左，形成倒"品"字形。②在肝蒂的上段，前方为左、右肝管，中间略靠左侧为肝左、右动脉，后方为门静脉左、右支，形成前、中、后的立体结构。③三管左右分支分叉点的高低，以左、右肝管分叉最高，其次为门静脉左、右支，肝动脉左、右支分叉最低。

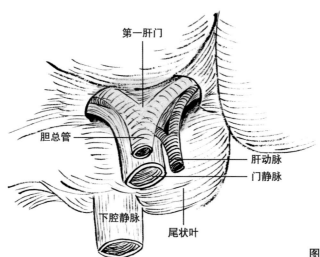

图1-1-1　第一肝门与下腔静脉的关系

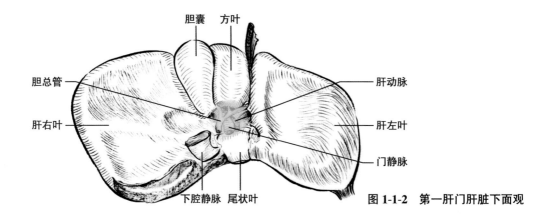

图1-1-2　第一肝门肝脏下面观

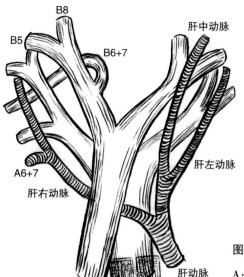

B8
B5
B6+7
肝中动脉
A6+7
肝右动脉
肝左动脉
肝动脉
胆总管　门静脉

图 1-1-3　第一肝门三管结构立体构成

A:肝动脉;B:胆管。A 和 B 后面的数字指相对应的肝段,如 B5 指的是肝 V 段的胆管,依此类推。

关于肝十二指肠韧带内的组织结构应该记住以下几点。

1. 肝十二指肠韧带左缘走行的是肝固有动脉(proper hepatic artery, PHA)和肝左动脉(left hepatic artery, LHA)。

2. 肝十二指肠韧带右缘走行的是肝总管和胆总管。

3. 肝右动脉(right hepatic artery, RHA)走行于门静脉(portal vein, PV)前方、肝总管后方,行至肝门右缘。

4. 胆囊动脉自肝右动脉(RHA)发出时在肝总管后方走行。

5. 左、右肝管于门静脉右支(right portal vein, RPV)的稍上方汇合。

6. 左肝管走行在门静脉左支(left portal vein, LPV)的上前方。

7. 在门静脉矢状部右缘切断胆管,前方的开口是 B4(B 为胆管,4 为对应的肝段),后方的开口是 B2+3。

8. 门静脉左、右支和胆管左、右支都是左边长,右边短。

9. 右前叶胆管走行在门静脉前方,正常情况下右后叶胆管从头侧绕至门静脉后方("北绕型")。

但肝门部的解剖并不都是按上述规则存在的,事实上,其解剖变异非常多见(图 1-1-4~图 1-1-6),在术前阅片和手术进行当中都要注意这些常见变异的存在。

作为入肝血流的关键通路,第一肝门也是肝切除手术控制出血的关键部位。Pringle 肝门阻断法(Pringle's maneuver)1908 年由 James Hogarth Pringle(1863—1941)提出,通过无创钳夹和放置阻断带等方法控制肝十二指肠韧带,减少肝动脉和门静脉的入肝血流,可以减少肝脏切除手术的出血量,是肝脏外科手术的基础。但肝门部胆管癌手术的肝切除多为规则性肝切除,多是在肝十二指肠韧带骨骼化的同时分别结扎、切断拟切除半肝的动脉和门静脉,这样,在切肝的时候就很少再需要去阻断肝门了。

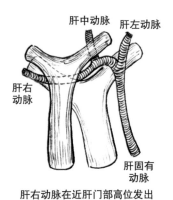

肝中动脉　肝左动脉

肝右动脉

肝固有动脉

肝右动脉在近肝门部高位发出

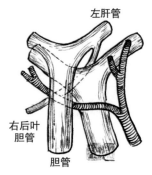

PV右前叶支

PV左支

门静脉

门静脉左支发出门静脉右前叶支

左肝管

右后叶胆管

胆管

左肝管分出右后叶胆管

图 1-1-4　左侧肝门部的变异

PV：门静脉

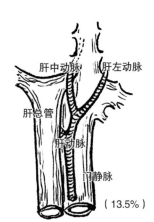

肝中动脉　肝左动脉

肝总管

肝动脉

门静脉

（13.5%）

（52.0%）

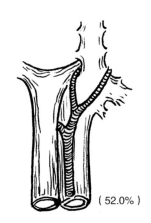

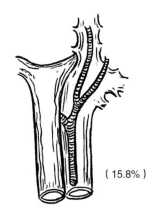

（15.8%）

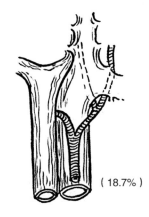

（18.7%）

图 1-1-5　左侧肝门部胆管和肝动脉的相互关系

% 代表为该类型所占比例。

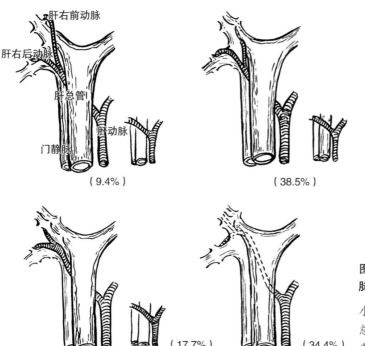

图 1-1-6 右侧肝门部胆管和肝动脉的相互关系

小图展示的是肝右动脉走行于肝总管前方时两者的相互关系。%代表该类型所占比例。

（二）第二肝门和第三肝门

第二肝门和第三肝门是肝脏血液的流出道。肝左静脉、肝中静脉及肝右静脉回流至肝上下腔静脉处形成第二肝门（图 1-1-7），其他回流至肝后下腔静脉的肝短静脉为第三肝门（图 1-1-8），肝短静脉少则三四条，多则七八条，是肝尾状叶游离的关键部位，其中粗大的肝右后下静脉和肝右后中静脉在不规则肝切除术中有重要意义。

与第二肝门密切相关的几个标志性解剖结构如下。

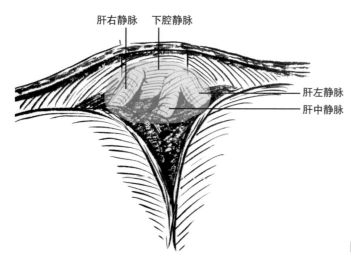

图 1-1-7 第二肝门

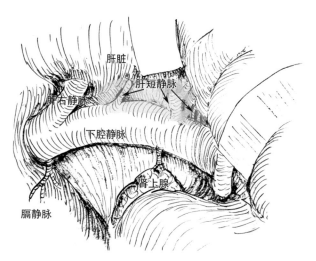

图 1-1-8　第三肝门

1. 下腔静脉韧带　又称 Makuuchi 韧带（Makuuchi ligament）（图 1-1-9），为包绕右侧肝后下腔静脉近第二肝门处的一薄层结缔组织或肝组织。位于肝后下腔静脉中上 1/3 处，起自肝右后叶上段，绕过肝后下腔静脉右侧壁和后壁，至左侧壁与左侧尾状叶相连，宽 0.5~3.0cm，其内可有小的肝短静脉，处理时需要结扎。切断此韧带后，可清楚地显露肝右静脉右侧壁及其下缘，以便进行与肝右静脉相关的进一步操作。

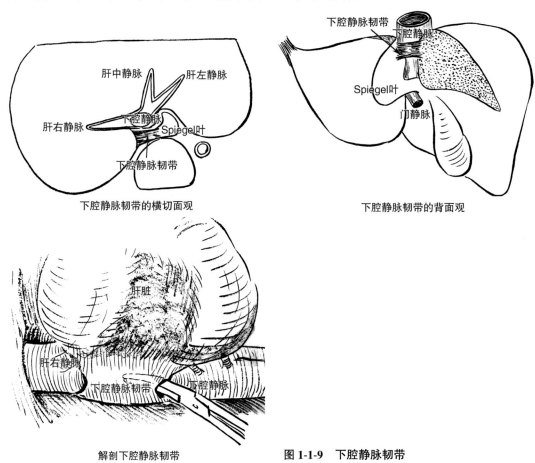

下腔静脉韧带的横切面观

下腔静脉韧带的背面观

解剖下腔静脉韧带

图 1-1-9　下腔静脉韧带

2. 肝腔静脉间隙（窝） 即由肝右静脉左侧壁、下腔静脉前壁、肝中静脉（左中共干）右侧壁及肝脏的腔静脉面共同围成的一个陷凹（图1-1-10）。在切开左、右冠状韧带并游离肝上下腔静脉后即可显现，其内鲜有肝短静脉，是游离解剖肝静脉的必经路径。

3. 左中共干下腔静脉间隙 是位于肝静脉左中共干后壁与下腔静脉前壁之间的一个潜在间隙。起自肝左静脉汇入下腔静脉左侧壁的下缘，终于肝腔静脉间隙，宽度与左中共干相当（图1-1-11）。将静脉韧带（Arantius管）头侧端切断后更便于解剖出此间隙，游离出左中共干。

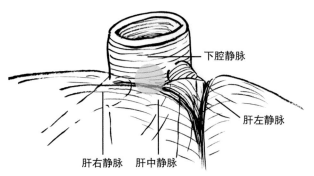

图 1-1-10 肝腔静脉间隙（窝）

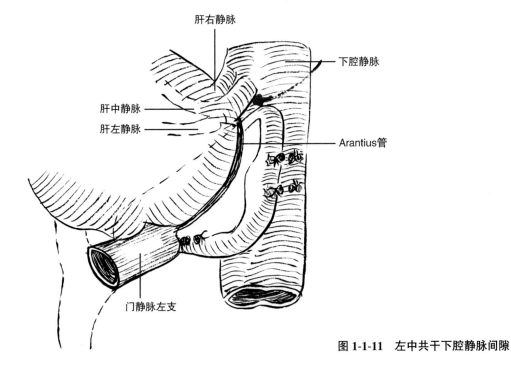

图 1-1-11 左中共干下腔静脉间隙

（三）第四肝门

姜小清团队在肝门部胆管癌手术的临床实践中，发现在第一肝门横沟内，从门静脉的主干、分叉部和左、右支发出多条小分支去向邻近肝脏（肝尾状叶，肝4、5、6、7段），我们将之称为门短静脉。

门短静脉（图 1-1-12）的平均直径为（2.25 ± 0.89）mm。其血流丰富，发出位置主要集中在门静脉左支横部、门静脉分叉部及门静脉右支；入肝位置则集中在肝尾状叶及肝 4、5 段，肝 6、7 段也有存在（图 1-1-13、图 1-1-14）。在肝门部胆管癌手术过程中，解剖游离该段门静脉时应该预先游离门短静脉，进行单独结扎、离断，不可与门静脉周围结缔组织一起剥离，否则轻微的牵拉即可造成门短静脉的损伤，门短静脉一旦损伤后止血困难（图 1-1-15）。因此，姜小清教授将自肝门横沟内门静脉发出门短静脉，进入肝脏的这一区域命名为"第四肝门"。

至此，由原第一肝门发展成"第一肝门 + 第四肝门"，将门静脉发出门短静脉所在区域从第一肝门的概念中分离出来，单独命名为第四肝门。第四肝门从概念上可以理解为第一肝门内一个重要的解剖区域；第一肝门的概念则延续不变，有利于突出门短静脉的重要性。

第四肝门在肝门部胆管癌手术中具有重要的意义，它提醒我们在手术当中应重视门短静脉，在尾状叶切除、半肝切除、肝十二指肠韧带淋巴结清扫等涉及第四肝门区域的手术中，术者要能做到沿门静脉主干将门短静脉从根部分离后结扎切断，避免牵拉损伤门静脉主干血管壁或出现门短静脉残端出血，从而提高手术安全性并节约手术时间。

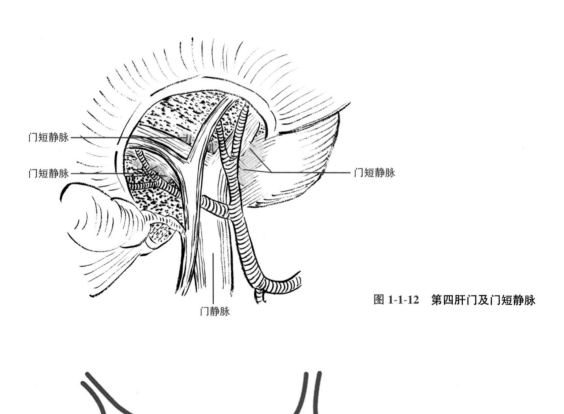

门短静脉
门短静脉
门短静脉
门静脉

图 1-1-12　第四肝门及门短静脉

图 1-1-13　门短静脉分布区域

图中黑点表示门短静脉在门静脉前面发出；反之则为圈。

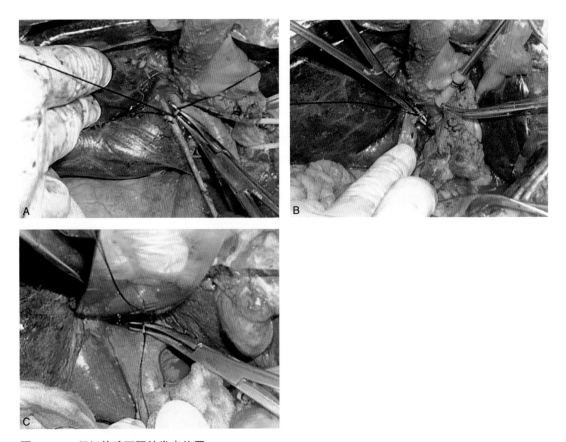

图 1-1-14　门短静脉不同的发出位置

A. 门静脉右支发出的门短静脉；B. 门静脉左支发出的门短静脉；C. 门静脉分叉部发出的门短静脉。

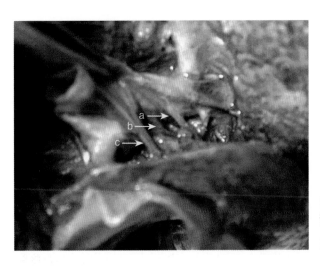

图 1-1-15　采用雕琢法解剖成人尸体肝门短静脉

图中 a、b、c 均为门短静脉。

二、围肝门部解剖

肝门部胆管癌手术的核心区域是围肝门部,此区域解剖复杂,变异较多,应熟知围肝门部解剖结构及其变异情况。

(一)肝门板系统

胆管、肝动脉和门静脉的肝内部分被格利森鞘(Glisson sheath)发出的结缔组织包绕覆盖,与肝外部分肝十二指肠韧带的腹膜融合,形成3个相连续的增厚部分,构成肝门板系统,其内走行有一些淋巴组织、神经和小的血管网(图1-1-16)。肝门板系统分为以下3个部分。

1. 左右肝管汇合部与肝方叶(肝4b段)下方分隔的为肝门板。
2. 包绕胆囊和胆囊管的为胆囊板。
3. 覆盖门静脉脐部的为脐板(也称为脐静脉板)。

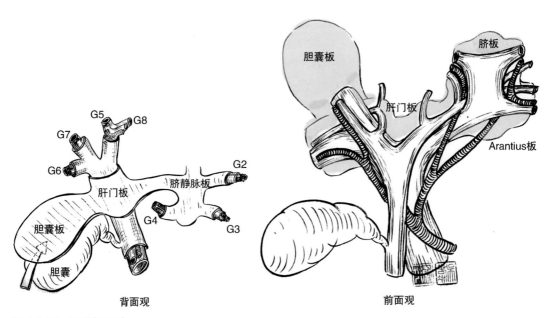

图1-1-16 肝门板系统

G:格利森鞘;数字代表相应的肝段。

了解肝门板系统的解剖结构对于成功实施肝门部胆管癌手术非常重要,因为几乎全部的胆管和门静脉变异都发生在肝门板系统内。

(二)肝门部胆管解剖与常见分支变异

虽然左右肝管在肝门部汇合形成胆管汇合部是常见的胆管汇合形式,但此处的解剖变异非常普遍,典型的左右肝管汇合方式不到全部人群的2/3。在肝门部胆管癌的临床实践中,肝门部胆管的解剖及胆管与周围血管的位置关系对于手术设计是至关重要的因素。

1. 左右肝管汇合部分类 1957 年，Couinaud 将肝门部胆管的二级分支汇合方式的解剖变异分为以下 6 种类型（图 1-1-17）。

A 型：典型汇合方式（图 1-1-17A），右前叶胆管（right anterior sectorial duct，RASD）与右后叶胆管（right posterior sectorial duct，RPSD）共同汇合成右肝管（right hepatic duct，RHD），再与左肝管（left hepatic duct，LHD）汇合，约占 53.0%~72.0%，此类视为正常。

以下几种类型视为变异型（图 1-1-17B）。

B 型：三叉型，是指 RASD、RPSD 与 LHD 共同汇合成肝总管（common hepatic duct，CHD），占 5.0%~17.7%。

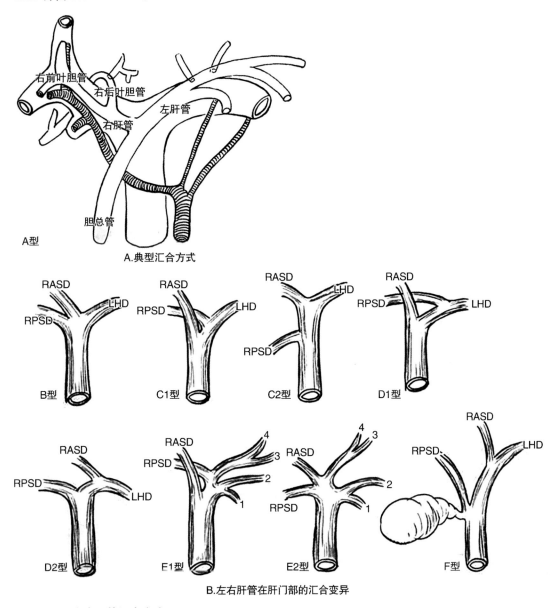

图 1-1-17 左右肝管汇合方式

RASD：右前叶胆管；RPSD：右后叶胆管；LHD：左肝管。图中 1、2、3、4 指相对应肝段的胆管。

C 型：是指 RASD 或 RPSD 单独汇合入 CHD，占 5.0%~12.2%。其中，C1 型是 RASD 汇入 CHD，C2 型是 RPSD 汇入 CHD。

D 型：是指 RASD 或 RPSD 汇入 LHD，占 1.8%~15.6%。此变异在行左半肝切除时，要防止损伤异常汇入 LHD 的右前叶胆管或右后叶胆管。其中，D1 型是 RPSD 汇入 LHD，D2 型是 RASD 汇入 LHD。

E 型：其他罕见类型，约占 5.0%。E1 型是除 RASD 外，其余各支胆管在同一处汇合；E2 型是所有胆管均在同一处汇合成 CHD。

F 型：RPSD 汇入胆囊管，约占 2.0%。

2. 肝左叶胆管的变异　主要是左内叶胆管（B4）汇入左肝管的位置变化。B4 可分为 B4a 和 B4b，分别引流肝 4 段头侧和尾侧的肝实质（日本的分类命名法与此相反，引流头侧的为 B4b，尾侧的为 B4a）。Onishi HK 等将 LHD 主干［即 B2、B3（肝左外叶肝 2、肝 3 段胆管）汇合点与左右肝管汇合点之间的部分］平分为两部分，按照 B4 与 LHD 汇合位置的不同将 B4 的解剖关系分为 3 型。

Ⅰ型：B4 汇入 LHD 主干的近肝门侧，即接近左右肝管汇合部（27.0%~35.5%）。

Ⅱ型：B4 汇入 LHD 主干的远肝门侧，即远离左右肝管汇合部。

Ⅲ型：联合型，LHD 的近肝门侧和远肝门侧都有 B4 的亚段胆管汇入（9.9%）。

这种分型的意义在于在实施肝门部胆管癌Ⅱ型（Bismuth-Corlette 分型）根治术时，方便术者决定在切除肝外胆管和尾状叶的同时是否需要联合切除肝 4b 段。对于Ⅰ型和Ⅲ型的 B4 胆管汇入形式，B4 或其亚段分支受到肿瘤侵犯的可能性较大，联合切除肝 4 段或肝 4b 段非常必要。

Ohkubo 等根据 B4 胆管汇合的部位，将左侧肝内胆管的变异详细分成 4 种汇合模式（图 1-1-18）。

Ⅰ型（78%）：左内叶胆管（B4）汇入左肝管。

Ⅱ型（4%）：B4 刚好在 B2 和 B3 汇合部汇入。

Ⅲ型（18%）：B4 直接汇入 B3。

Ⅳ型（2%）：B4 汇入左右肝管汇合部。

3. 左外叶胆管汇合分类　在通常情况下，左外叶Ⅱ、Ⅲ段胆管（B2 和 B3）在门静脉脐部后方的脐裂水平汇入左肝管，左内叶（肝 4 段）胆管（B4）在肝门横沟（Rex 窝）右侧汇入左肝管。但是约有 1/20 的人，其肝 3 段胆管（B3）是向尾状叶方向的门静脉左干的脐部走行，直接汇入肝 4 段胆管（B4）的。肝门部胆管癌手术在行肝脏右三叶切除时一定要注意胆管是否存在这种类型的变异，这对于避免损伤胆管和分离重建 B2 和 B3 很重要。

4. 右侧肝内胆管汇合方式分类　Ohkubo 等按照右后叶胆管与门静脉的解剖关系，将右侧肝内胆管分成 3 种汇合方式（图 1-1-19）。

门静脉上型（81%）：右后叶胆管（B6+B7）走行在门静脉右支后上方，在右肝管的头侧汇入（北绕型）。

门静脉下型（12%）：右后叶胆管（B6+B7）走行在门静脉右支前下方，在右肝管的腹侧汇入（南绕型）。

以上两型即为所谓的"北绕型"和"南绕型"（图 1-1-20）。

混合型（8%）：右后叶上下段分别由单独的胆管引流，分别在门静脉右支后上下汇入右肝管。

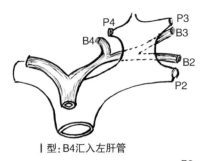

I 型:B4汇入左肝管

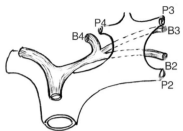

II 型:B4在B2和B3汇合部汇入

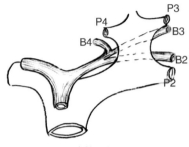

III型:B4直接汇入B3

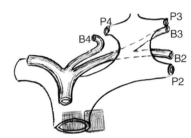

IV型:B4汇入左右肝管汇合部

图 1-1-18　左侧肝内胆管的汇合方式

B:胆管;P:门静脉,数字为相应的肝段

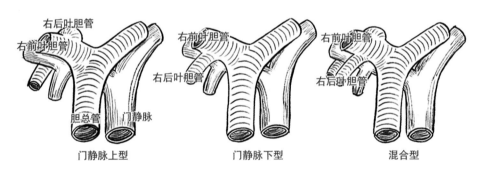

门静脉上型　　　　　　门静脉下型　　　　　　混合型

图 1-1-19　右侧肝内胆管的汇合方式

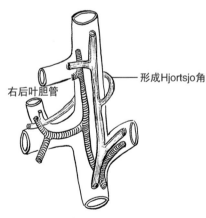

右后叶胆管 "北绕型"

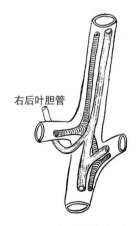

右后叶胆管 "南绕型"

图 1-1-20　右后叶胆管与门静脉右支的关系

（三）亚段的肝内胆管成像

过去临床要了解肝内胆管各亚段的解剖都是通过胆管造影：仰卧位（即前后位方向）的胆管造影成像（图 1-1-21A），右前叶的胆管分支与右后叶的胆管分支相互重叠，使得区分起来很困难；而在右侧卧位（即右侧位）的胆管造影成像（图 1-1-21B），因右前叶胆管分支投影在左上方，右后叶胆管投影在右下方，辨认起来就更加容易。目前，胆管的三维重建技术可以从各个方向对各分支胆管进行辨认，较传统的胆管造影更具优越性。

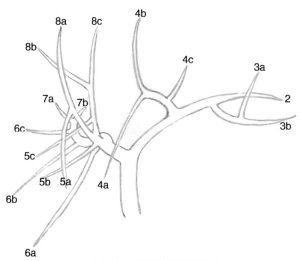

A.仰卧位各段胆管的位置关系

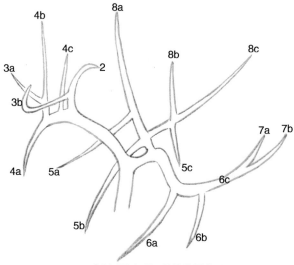

B.右侧卧位各段胆管的位置关系

图 1-1-21　各段肝内胆管位置关系

2- 左外叶上段；3- 左外叶下段；4- 左内叶；5- 右前叶下段；6- 右后叶下段；7- 右后叶上段；8- 右前叶上段；a- 腹侧支；b- 背侧支；c- 外侧支。3a-上支；3b-下支；4a-下支；4b-上支；4c-背侧支；5a-腹侧支；5b-背侧支；5c-外侧支；6a-腹侧支；6b-背侧支；6c-外侧支；7a-腹侧支；7b-背侧支；8a-腹侧支；8b-外侧支；8c-背侧支。

（四）肝动脉解剖与常见变异

多数人的肝左动脉在肝门横沟（Rex窝）的左侧进入肝脏，肝中动脉通过肝门横沟（Rex窝）的右侧，而肝右动脉多走行于门静脉汇合部的前方和胆管之间。肝右动脉分为两支：右前支走行于胆管和门静脉之间，而右后支转向门静脉右干后方进入肝脏。

肝动脉的解剖变异最为常见，1966年美国的Michels将变异肝动脉分为替代肝动脉和副肝动脉两大类共10种类型（图1-1-22）。

Ⅰ型：被认为是肝动脉走行的正常类型。肝总动脉起源于腹腔干，肝固有动脉分出肝右、肝中及肝左动脉，约占55%；此类型中还存在肝固有动脉长短变异及分支位置高低变异，以及肝右动脉走行在胆管前后等类型的变化。

以下各型则一般被认为是变异型。

Ⅱ型：替代肝左动脉起源于胃左动脉，约占10%。

Ⅲ型：替代性肝右动脉起源于肠系膜上动脉，约占11%。

Ⅳ型：替代肝左动脉起源于胃左动脉，同时伴替代性肝右动脉起源于肠系膜上动脉，约占1%。

Ⅴ型：副肝左动脉起源于胃左动脉，约占8%。

Ⅵ型：副肝右动脉起源于肠系膜上动脉，约占7%。

Ⅶ型：副肝左动脉起源于胃左动脉，同时伴副肝右动脉起源于肠系膜上动脉，约占1%。

Ⅷ型：替代性肝右动脉起源于肠系膜上动脉，同时伴副肝左动脉起源于胃左动脉，约占2%。

Ⅸ型：肝总动脉起源于肠系膜上动脉，约占2.5%。

Ⅹ型：肝总动脉起源于胃左动脉，约占0.5%。

其余还有一部分罕见变异没有列入以上分型。

其中的Ⅱ~Ⅳ型为替代肝动脉，Ⅴ~Ⅶ型为副肝动脉，Ⅷ型为副肝动脉伴替代肝动脉，Ⅸ、Ⅹ型为肝总动脉起源异常。

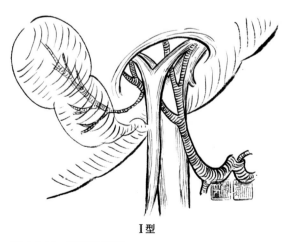
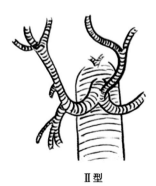

Ⅰ型　　　　　　　　　　　　　　　Ⅱ型

图1-1-22　肝动脉解剖

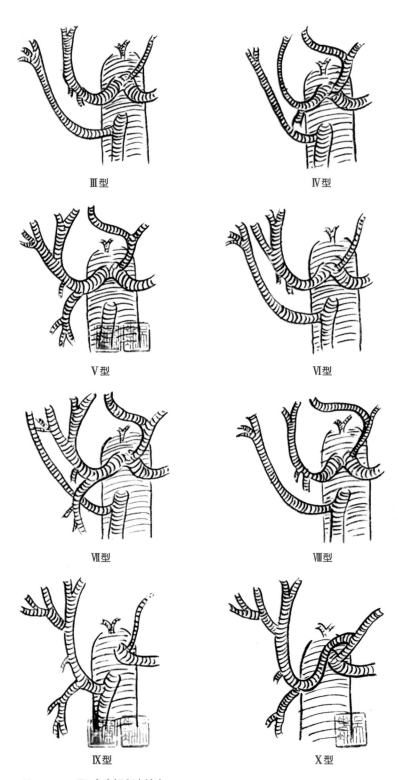

Ⅲ型　　　　　　　　　　　　　　Ⅳ型

Ⅴ型　　　　　　　　　　　　　　Ⅵ型

Ⅶ型　　　　　　　　　　　　　　Ⅷ型

Ⅸ型　　　　　　　　　　　　　　Ⅹ型

图 1-1-22 肝动脉解剖（续）

《奈特外科学彩色图谱：解剖与手术入路》中将肝动脉变异分为 8 型，见图 1-1-23。

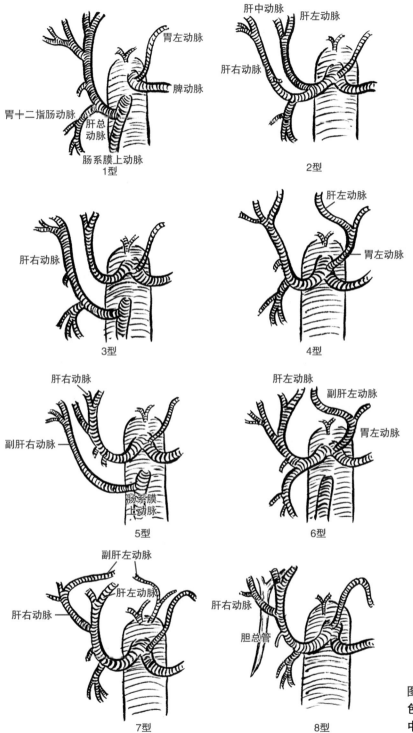

图 1-1-23 《奈特外科彩色图谱：解剖与手术入路》中的肝动脉变异分型

1994 年,美国的 Hitta 分析了 1 000 例肝移植手术患者的肝动脉,将起源于胃左动脉的替代肝左动脉或副肝左动脉分为一类,将起源于肠系膜上动脉的替代性肝右动脉或副肝右动脉分为另一类,从而将 Michels 分型简化为 6 型。

1 型:正常型,约占 75.7%。

2 型:替代或副肝左动脉,约占 9.7%。

3 型:替代或副肝右动脉,约占 10.6%。

4 型:替代或副肝右动脉,同时伴替代或副肝左动脉,约占 2.3%。

5 型:肝总动脉来自肠系膜上动脉,约占 1.5%。

6 型:肝总动脉来自腹主动脉,约占 0.2%。

一般认为 Michels 分型至少还有如下的肝动脉变异未包括在内:替代肝左动脉起源于胃十二指肠动脉;替代性肝右动脉起源于腹主动脉;副肝右动脉起自腹腔干;替代肝左动脉起源于胃十二指肠动脉 + 替代性肝右动脉起源于肠系膜上动脉;双肝动脉(即无肝总动脉),肝右动脉和肝左动脉分别起源于腹腔干,胃十二指肠动脉可以起源于肝左或肝右动脉。

最多见(将近 15%)的肝动脉变异是肝右动脉起源于肠系膜上动脉。这类变异对于需要切除左半肝的肝门部胆管癌患者来说,在手术操作上有一定的便利,即省去了解剖和骨骼化对侧肝动脉的过程。在行左半肝切除时,一定要注意避免误伤替代的肝右动脉。

在肝门部胆管癌的手术过程中,要特别注意避免肝动脉的损伤。一方面要在术前根据影像学资料,特别是血管成像,了解和判断肝动脉的走行和分支情况,做到心中有数。另一方面,在术中探查和清扫过程中可以采用动脉优先或循动脉分离的方法,以便了解有无解剖变异,避免损伤动脉。一旦发生肝动脉损伤,即使行动脉吻合,其闭塞的发生率也很高,胆肠吻合后发生肝脓肿和胆汁瘤的比例很大,会影响手术的预后。

关于肝右动脉的走行:约 2/3 的人肝右动脉走行于肝总管的后方;约 1/3 的人肝右动脉则走行于肝总管的前方。另外,还有约 1/10 的人肝右动脉走行在门静脉的后方。

(五)门静脉解剖及变异

门静脉在肝门横沟内分出左右干,其主要分支较少发生变异,肝门部的分支类型常见有 3 种,包括普通型和 2 种变异型(图 1-1-24)。肝门部分支的变异型其实多达 5 型,其中 2 型较多见。

普通型:大约 3/4 以上的人的门静脉右支发出门静脉右前支和右后支。

三支型:约 1/10 的人没有门静脉右干,直接在门静脉分叉部发出门静脉右前支。

左支型:1/10 左右的人门静脉右前支从门静脉左干发出。

同时在门静脉左右干及汇合部又发出数量、长短及粗细不等的门短静脉,主要供应左右尾状叶及肝 4、5 段。其中,门静脉左干可能发出 2~6 条门短静脉;门静脉右干可能发出 2~3 条门短静脉;门静脉主干或门静脉分叉部多发出 1~2 条门短静脉,即为第四肝门。还有一些少见的门静脉分支异常见图 1-1-25。这些血管在手术中一旦损伤,后果将是灾难性的。

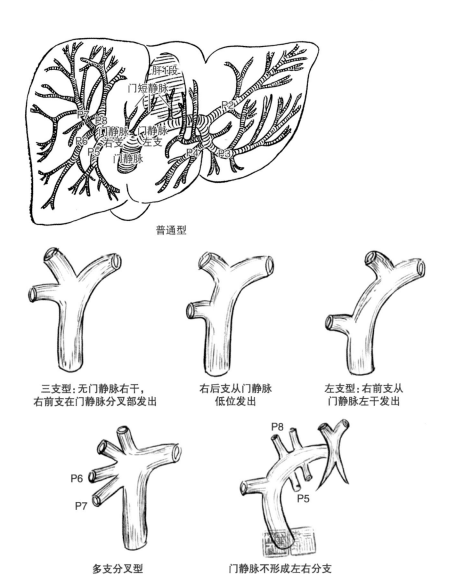

普通型

三支型:无门静脉右干,
右前支在门静脉分叉部发出

右后支从门静脉
低位发出

左支型:右前支从
门静脉左干发出

多支分叉型

门静脉不形成左右分支

图 1-1-24　门静脉分支类型

P:门静脉,后面的数字指对应的肝段。

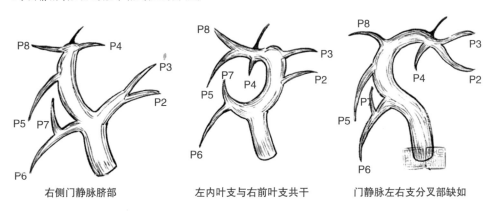

右侧门静脉脐部

左内叶支与右前叶支共干

门静脉左右支分叉部缺如

图 1-1-25　少见的门静脉分支异常

P:门静脉,后面的数字指对应的肝段。

（六）尾状叶外科解剖

尾状叶与肝门区在解剖上紧密相连，根治性肝门部胆管癌手术在绝大多数情况下需要联合尾状叶切除，切不切尾状叶会直接影响到患者的远期生存率。尾状叶位于肝脏的后方，肝静脉、腔静脉及门静脉之间。如何安全、规范地切除尾状叶在临床上一直是一个难点。熟悉尾状叶的解剖及尾状叶与肝门区的关系是应用正确的外科方法治疗肝门部胆管癌的基本要求。

按照 Couinaud 改良 10 段法分段，目前将尾状叶分成三部分（图 1-1-26）：1 段（S1），或是严格意义的尾状叶，相当于尾状叶的左侧部分（Spiegel 叶）；9 段（S9），相当于 Couinaud 分段法中尾状叶的右侧部分，也即尾状叶的腔静脉旁的部分；10 段（S10），小部分的肝实质，相当于 9 段向中下方延伸的部分，即尾状突。9 段和 10 段一般是以门静脉右支为界，上部为 9 段，下部为 10 段。但这种分段法在临床上并不常用。在临床上，还是多采用 Couinaud 分段法，一般将尾状叶统称为 1 段（S1），细分为 Spiegelian 叶、腔静脉旁部和尾状突三部分。

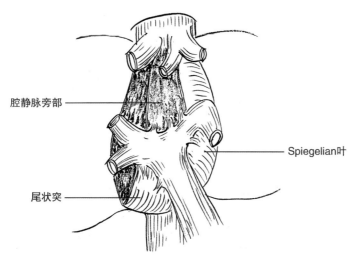

腔静脉旁部

Spiegelian叶

尾状突

图 1-1-26　尾状叶

进入肝尾状叶的血运是：动脉由肝右和肝左动脉直接发出，门静脉左右支和汇合部发出门短静脉。尾状叶的静脉回流大部分是直接经肝短静脉流入腔静脉，还有一些来自右尾状叶的小的静脉分支（2~3 支）直接汇入肝中静脉。

（七）肝静脉解剖

肝静脉是肝脏分段的重要解剖标志，同时也是肝实质血液回流的保证。肝实质血液回流通畅是保证肝实质功能，避免肝坏死、感染的一个重要前提。

主要的肝静脉有 3 支（图 1-1-27），最后均汇入下腔静脉（inferior vena cava, IVC），分别为肝左静脉引流肝 2、3 段；肝中静脉引流肝 4、5、8 段；肝右静脉引流肝 5~8 段。

约 60% 的肝中静脉和肝左静脉形成一个共干后汇入下腔静脉，即左中共干。6%~8% 的患者存在较粗大的肝右后下静脉。

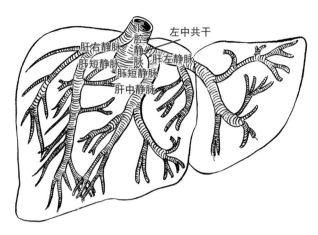

图 1-1-27　肝静脉解剖

肝左静脉、肝中静脉和肝右静脉还各自有不同的变异和分型。

1. 肝右静脉的解剖变异　常见的肝右静脉解剖变异分成 4 型共 5 个亚型。

（1）Ⅰ型（约占 20%）：肝 7 段的一个静脉分支回流到肝右静脉主干。

（2）Ⅱ型（约占 40%）：近端分支汇合成肝右静脉主干，且有肝 7 段的一个静脉分支回流到肝右静脉主干。

（3）Ⅲ型（约占 25%）：远端分支汇合的两支型（Ⅲa 型）和三支型（Ⅲb 型）。

（4）Ⅳ型（约占 15%）：远端分支汇合的两支型同时伴有副肝右静脉。

肝右静脉Ⅰ型和Ⅱ型回流肝 5、6、7 段的静脉血；Ⅲ型则是回流整个右半肝的静脉血。肝右静脉的分型对半肝切除无明显影响，但对左三叶肝切除是有影响的。

2. 肝中静脉的解剖变异　肝中静脉的解剖变异与肝门部胆管癌关系密切。肝门部胆管癌侵犯到肝中静脉的根部时，如果可以进行根治性切除手术，通常需要根据肝中静脉的引流区域，做扩大的左 / 右半肝切除术。

肝中静脉的解剖变异可分成以下 3 型。

A 型：肝 5、4b 段有粗细相近的静脉分支在近端汇合成肝中静脉主干，远端有明显的肝 8 段支汇入。

B 型：细小的肝 5 和 4b 段支在近端汇合成肝中静脉主干，粗大的肝 8 段和 4a 段支在远端汇入主干。

C 型：这型的变异与 A 型相近，除了从肝 5、8 段有粗细和数目不等的静脉分支汇入以外，还有肝 4b 段细小的静脉分支汇入。

另外，还有肝中静脉缺如的情况，即肝 5、8 和 4 段分别有粗大、独立的肝静脉回流。

3. 肝左静脉的解剖变异　常见的肝左静脉变异也分成 3 型。

（1）A 型：三支独立的粗大静脉在远端汇合成一短的肝左静脉干，其中两支回流肝 3 段，一支回流肝 2 段；在汇入下腔静脉之前，还在后方接受肝 4 段来的静脉。

（2）B 型：肝 2 段和 3 段的静脉支在近端脐裂水平汇合成肝左静脉干，共干较 A 型长，并且在汇入下腔静脉之前还在后方接受采自肝 4 段的较明显的静脉分支。

（3）C 型：肝 2、3 段的肝静脉在脐裂内侧汇合成肝左静脉，直接汇入下腔静脉，但没有肝 4 段的静脉汇入。

（八）肝脏分段解剖

肝门部胆管癌手术常常需要行规则的肝段（segment of liver）、肝区（hepatic region），甚至是肝叶（lobe of liver）的切除。对于肝脏的解剖分段，国内外有多种不同的方法。目前被普遍接受和采用的是 1957 年由 Couinaud 提出的，根据包绕入肝门静脉的格利森鞘和出肝的肝静脉走行进行分区的 8 段法，以及在此基础上进行改良的 10 段法。

三支主肝静脉和四支门静脉分支如双手的手指相互穿插。由于门静脉与肝动脉及肝内胆管共同走行于格利森（Glisson）鞘内，形成了 Glisson 系统，所以肝静脉与门静脉的关系也是肝静脉与 Glisson 系统的关系（图 1-1-28），肝静脉主干及其属支走行于肝裂内。肝右静脉走行的右叶间裂、肝中静脉走行的肝正中裂（cantlie 线）和肝左静脉左叶间支走行的左叶间裂（肝圆韧带位于其前方）将肝脏分为四个区（section），分别是左外区、左内区、右前区和右后区（国内习惯称它们为"叶"）（图 1-1-29）。肝脏被肝中静脉走行的肝正中裂分为左右两叶（lobe），或称为左右半肝。

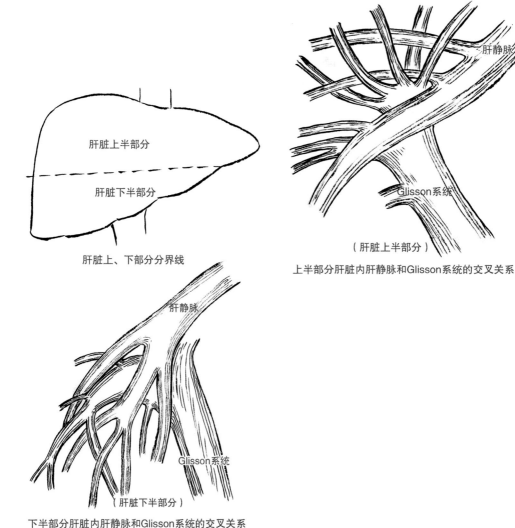

肝脏上、下部分分界线

（肝脏上半部分）
上半部分肝脏内肝静脉和Glisson系统的交叉关系

下半部分肝脏内肝静脉和Glisson系统的交叉关系

图 1-1-28　肝静脉和 Glisson 系统在肝内的交叉关系

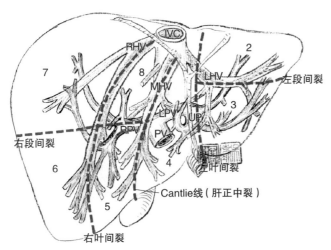

图 1-1-29　门静脉、肝静脉与肝裂的关系

数字代表肝段序号。IVC：下腔静脉；RHV：肝右静脉；MHV：肝中静脉；LHV：肝左静脉；RPV：门静脉右支；
LPV：门静脉左支；UP：门静脉矢状部；PV：门静脉

8 段法具体内容如下（图 1-1-30）。

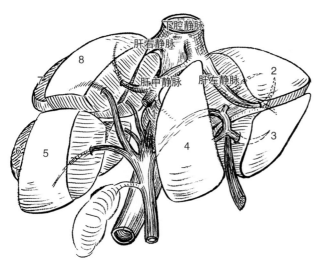

图 1-1-30　8 段法

数字代表肝段序号。

　　尾状叶（Ⅰ段）是一自主段，不依赖四个门静脉蒂和三支主肝静脉，它同时接受肝动脉
和来自左右门静脉干分出的门短静脉的供血，经肝短静脉回流入下腔静脉。

　　左半肝被左叶间裂分为左内、左外两区，左外区被肝左静脉走行的段间裂分为后
（Ⅱ段）、前（Ⅲ段）两段；左内区为Ⅳ段。

　　右半肝被右叶间裂分为前、后两区，右前区为Ⅴ段和Ⅷ段，右后区为Ⅵ段和Ⅶ段。

若以第一肝门为水平面，主要是门静脉左右支水平的垂直断面，可将整个肝脏的四个区分为上下两个段，其中左外区为Ⅱ、Ⅲ段；左内区为左内叶上（Ⅳa）段、左内叶下（Ⅳb）段；右前区为Ⅴ段和Ⅷ段，右后区为Ⅵ段和Ⅶ段。

所谓改良10段法是按照Couinaud分段法的原则，进一步将尾状叶分成三部分：1段，即传统意义上的尾状叶，是尾状叶的左侧部分，即Spiegel叶；以门静脉右支为界，将尾状叶的右侧分为上、下两部分，9段，上部分也是尾状叶的腔静脉旁部；10段，相当于9段向中下方延伸的部分，即尾状突。

肝脏的分段解剖对于根据影像学资料判断肿瘤位置、计划手术方式有重要意义。在CT和MRI的横断面上（图1-1-31~图1-1-36），最先看到的是Ⅷ段，然后是2、3段，肝左外区以左肝裂为界，比较容易辨认，左内区（4段）为肝裂和肝中静脉之间区域，胆囊往下的层次是5段，最后的层面一般是肝6段，下腔静脉和门静脉夹着的是尾状叶，即1段。

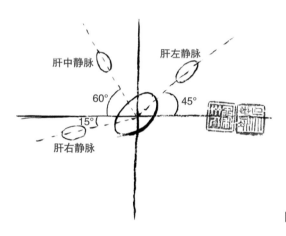

图1-1-31 高位横断面上肝静脉与下腔静脉的关系

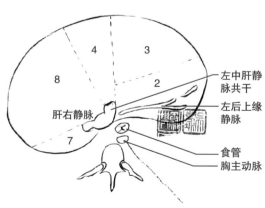

图1-1-32 经第二肝门的肝脏横断面

数字代表肝段序号。

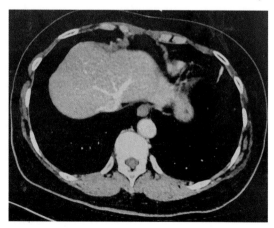

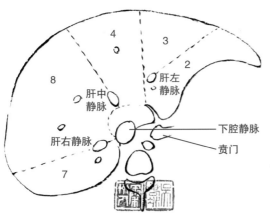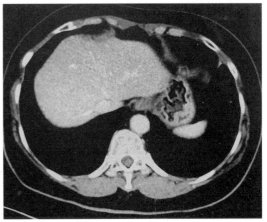

图 1-1-33　经三大肝静脉平面

数字代表肝段序号。

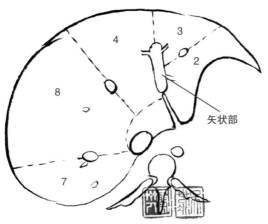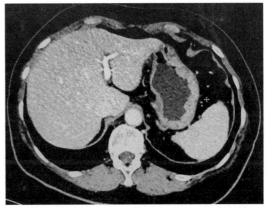

图 1-1-34　门静脉左支矢状部平面

数字代表肝段序号。

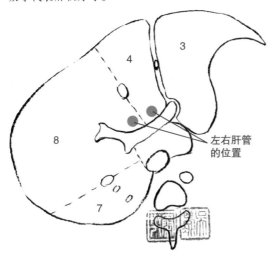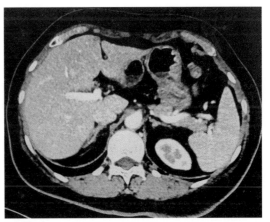

图 1-1-35　门静脉分叉部平面(肝门部胆管首先看此平面)

数字代表肝段序号。

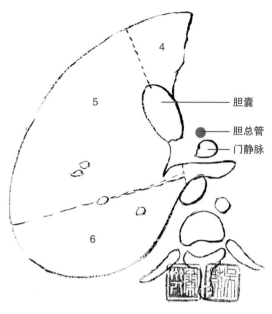
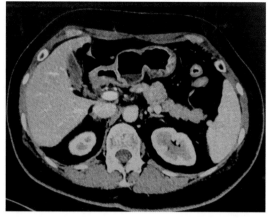

图 1-1-36　胆囊平面

数字代表肝段序号。

（九）肝外胆管血管分布

Shapiro 等发现肝外胆管被来自肝左右动脉、肝段动脉、胃十二指肠动脉和副肝动脉供应的血管丛包绕。这些血管丛与供应尾状叶的动脉关系密切，而且联系了左右叶肝脏的血液供应。肝 4 段和左肝管中部的血供常来自肝右动脉系统。Rath 发现肝外胆管系统动脉血管分布有 3 种形式：轴向分布、阶梯分布和混合型分布，并将它分为 6 型（图 1-1-37）。

Chen 等采用手术显微镜对 50 具成人尸体进行解剖分析，认为肝外胆管系统可分为 4 个局部解剖区域：①胆囊管和胆囊；②左、右肝管；③肝总管和胆总管十二指肠以上部分；④胆总管的胰腺段和十二指肠壁内部分。胆管的血液由至少 7 条动脉供应，其中主要动脉有：胆囊动脉、胰十二指肠上后动脉、肝右动脉、门静脉后动脉，这些动脉提供了肝外胆管94.5% 以上的血液。动脉在胆管壁上形成 3 种吻合方式，分别是形成血管网、沿管壁纵向吻合和形成动脉环。因此，手术中需剥离胆总管壁时，最好不超过 2mm，以免过多损伤血管而致胆总管缺血、坏死及导致吻合口瘘。在切断胆总管、清扫肝十二指肠韧带内神经淋巴组织时，应该密切提防肝右动脉的起源和走行变异。来源于肠系膜上动脉者常行经门静脉深面，斜向右侧在胆总管的右缘上行至胆囊三角入肝。胆管旁的静脉系统起源于胰十二指肠上后静脉和幽门十二指肠静脉的几个小支。在门静脉的前方沿胆总管和肝动脉向上走行，沿途收纳一些微小静脉支，在肝十二指肠韧带内及肝门附近形成静脉网，并发出小支直接进入肝脏，分布于肝门附近的肝段。

Vella 对 7 例肝标本进行研究，发现肝内和肝外胆管表面均有静脉丛覆盖。在肝总管和十二指肠上段的胆总管表面，静脉丛引流到管道侧面的两条边缘静脉，即通常所说的 3 点和9 点边缘静脉。较低的边缘静脉和胆管静脉丛与胰十二指肠静脉丛相汇合，接着汇入胰十二指肠后上静脉。较高位的边缘静脉分成数支，一些与静脉丛和门静脉相邻的分支随着左右肝

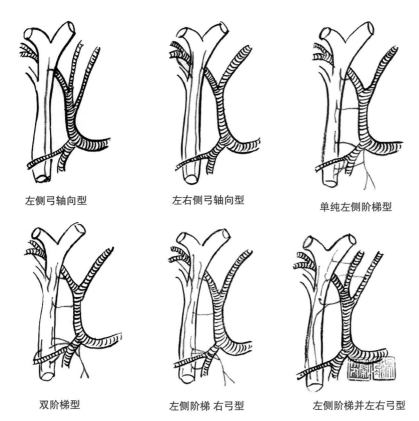

左侧弓轴向型　　　　　左右侧弓轴向型　　　　　单纯左侧阶梯型

双阶梯型　　　　　　　左侧阶梯 右弓型　　　　　左侧阶梯并左右弓型

图 1-1-37 肝总管和胆总管动脉血供 Rath 分型

管进入肝脏。而其他不同部位的分支,有的直接进入或通过肝门静脉丛进入肝 4 段内或尾状叶内。因此,肝门部胆管癌切除后,左右肝管及其分支的静脉引流主要依赖于胆管静脉丛和门静脉邻近分支静脉丛联系,甚至在肝小叶或窦状隙水平联系。在肝总管分叉以上的静脉引流直接进入尾状叶和肝 4 段内,提示肝门部胆管癌可以通过血行转移到这些部位,因而可部分解释在进行肝门部胆管癌手术时,全部切除肝 4 段和尾状叶会有更好的长期生存效果。

　　肝门部胆管癌的根治手术均需切除肝外胆管至胰腺段且需保证肿瘤切缘为阴性,因此,手术当中主要考虑的是淋巴结清扫过程中供应肝外胆管的细小动脉异常出血的问题,而不是胆管血运受损的问题。在保留肝外胆管的胆囊癌手术中,则主要考虑的是胆管血运受损的问题。

（十）肝外胆管淋巴回流

　　容易发生局部淋巴结转移是胆道肿瘤的一大特点。规范的淋巴结清扫范围有助于改善患者预后,因此局部淋巴结的廓清也就成了胆道肿瘤根治手术的必要步骤。肝外胆管淋巴回流的方向（图 1-1-38A）决定了肝门部胆管癌手术中淋巴清扫的范围,因此对相关淋巴结的分布、分组、分站（图 1-1-38B、C）有必要进行了解。

　　1. 十二指肠上段及后段的淋巴回流　有两个途径,最终均回流至胸导管。

　　（1）上方路径或左侧路径：12a→8→9→16。具体为：沿胆囊管、肝动脉、门静脉的前内侧及腹腔干走行的淋巴管及淋巴结回流,是肝门部胆管癌淋巴结转移的主要途径。

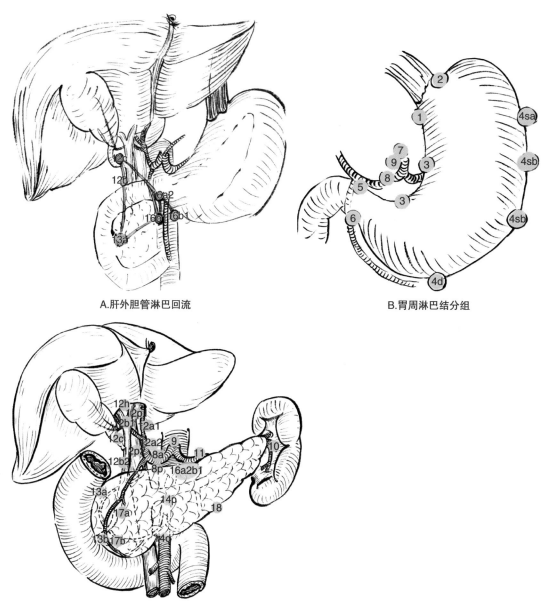

A.肝外胆管淋巴回流　　　　B.胃周淋巴结分组

C.胆胰周围淋巴结分组

图 1-1-38　肝外胆管的淋巴回流示意

1:贲门右淋巴结;2:贲门左淋巴结;3:胃小弯淋巴结;4sa:胃短血管淋巴结;4sb:胃网膜左血管淋巴结;
4d:胃网膜右血管淋巴结;5:幽门上淋巴结;6:幽门下淋巴结;7:胃左动脉周围淋巴结;8:肝总动脉周围
淋巴结;9:腹腔干周围淋巴结;10:脾门淋巴结;11:脾动脉干淋巴结;12h:肝门部淋巴结;12a1:肝动脉
上部淋巴结;12a2:肝动脉下部淋巴结;12p1:门静脉上部淋巴结;12p2:门静脉下部淋巴结;12b1:胆管
上部淋巴结;12b2:胆管下部淋巴结;12c:胆囊管淋巴结;13a:胰头后上部淋巴结;13b:胰头后下部淋巴
结;14:沿肠系膜上动脉淋巴结;16a1-:主动脉裂口周围淋巴结;16a2:腹腔动脉根部到左肾静脉下缘淋巴
结;16b1:左肾静脉下缘到肠系膜下动脉根部淋巴结;16b2:肠系膜下动脉根部到腹主动脉分叉处淋巴结;
17a:胰头前上部淋巴结;17b:胰头前下部淋巴结;18:胰腺下缘淋巴结。

（2）下方路径或右侧路径：12b组→13a组→16组。具体为：沿胆囊管，门静脉前外，胰腺后方，主动脉与腔静脉间、主动脉左侧到左肾静脉下方淋巴结。

2. 十二指肠旁段及内段的回流　此部位胆管的淋巴回流至肝蒂内附近的淋巴结，然后经上（左）方路径或下（右）方路径回流。

（十一）肝外胆管淋巴回流方式的临床意义

1. 胆囊及胆管肿瘤的淋巴转移范围十分广泛，且极易经上述两条路径转移，是难以获得手术根治的原因之一。

2. 这种淋巴回流的方式和路径决定了肝门部胆管癌手术行肝十二指肠韧带及后腹膜淋巴结清扫的必要性及清扫的范围。

Kurosaki等发现肝门部胆管癌一旦侵犯周围组织，淋巴结转移率可达48%，转移的主要是肝十二指肠韧带内沿肝动脉到达胰腺上缘的淋巴结。因此，为达到根治性切除的目的，胆管癌切除时应清扫肝十二指肠韧带内的神经和淋巴结组织，施行管道"骨骼化"。

肝门部胆管癌的区域淋巴结清扫要做到对肝动脉的骨骼化，而肝动脉外鞘包裹着神经纤维，所以肝动脉的骨骼化就是对肝动脉进行血管神经鞘内的剥离（图1-1-39）。在肝十二指肠韧带内有丰富的自主神经丛，分为肝前、后丛，均发出分支到肝外胆管系统，神经纤维多数随肝动脉入肝。肝前丛的交感神经来自左腹腔神经节，其节前纤维来自左侧交感神经干上第7~10胸神经节，而副交感神经则直接由左迷走神经发出。肝后丛的交感神经来自右腹腔神经节，节前纤维来源于右侧交感神经干上第7~10胸神经节，而副交感神经由右迷走神经发出，穿出右腹腔神经节，分布至肝后丛。胆囊底和体的淋巴丛由两条沿胆囊两侧缘而行的长集合淋巴管引流，二者间由一斜行的淋巴管连接。左侧长集合淋巴管注入胆

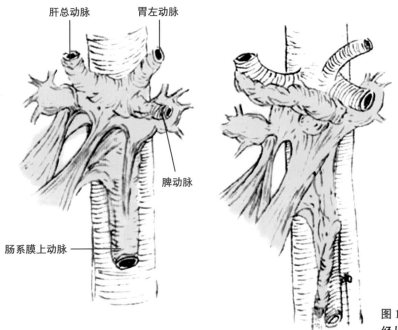

图 1-1-39　腹腔干动脉周围神经丛及腹腔神经节

肝总动脉　胃左动脉

脾动脉

肠系膜上动脉

囊三角内的胆囊淋巴结;右侧长集合淋巴管不注入胆囊淋巴结,而随胆囊管及胆囊淋巴结的输出管一起注入位于小网膜游离缘内的网膜孔淋巴结和沿胰十二指肠上动脉排列的胰十二指肠上淋巴结。肝外胆管的淋巴引流入网膜孔淋巴结,进而至胰十二指肠上淋巴结。后者的输出淋巴管注入主动脉前的腹腔淋巴结,或经位于胰头后的一些小淋巴结而至肠系膜上动脉根部的肠系膜上淋巴结。

第二节　肝门部胆管癌的手术原则和常见手术方式

一、肝门部胆管癌的手术原则

肝门部胆管结构复杂、解剖变异多见,与周围血管的关系紧密,在围肝门部这个狭小的空间里,胆管与肝动脉、门静脉组成了一个复杂的立体结构,并有多种变化组合。由于这种解剖的复杂性,使得肝门部胆管癌(hilar cholangiocarcinoma, HCCA)的手术成为肝胆外科最具挑战性的手术,被称为皇冠上的明珠,手术者则被称为血管上的舞者。

显微镜下切缘阴性(R0)的根治性切除是唯一可能临床治愈肝门部胆管癌的方法,相比切缘为阳性的切除具有明显的生存优势。为了改善预后,达到 R0 根治性切除的目的,肝门部胆管癌的手术方法经历了一个不断改进和发展的过程。自 20 世纪 70 年代初 Longmire 将联合肝部分切除术的概念引入肝门部胆管癌的治疗中以来,至今已发展出大范围肝切除并联合全尾状叶切除等多种肝切除组合,以及更激进的全肝切除 + 肝移植 + 胰十二指肠切除术以求达到 R0 根治性切除的目的。遗憾的是,手术越做越大,但治疗效果并不理想。

增加 R0 根治性切除的机会是唯一能由外科医师控制的影响预后的因素。20 多年来,上海东方肝胆外科医院姜小清团队(以下简称:笔者团队)经过对 1 000 余例肝门部胆管癌手术患者的经验总结,确立了我们自己的肝门部胆管癌手术治疗的基本原则:力求上下切缘阴性的肝外胆管切除,追求径向切缘阴性的肝十二指肠韧带淋巴结骨骼化清扫,在此基础上,根据分期分型的不同而联合行不同范围的肝切除或血管切除重建以达到肝门部胆管癌 R0 根治性切除的目的。R0 根治性切除不但要求胆管切缘无瘤,而且也包括肝十二指肠韧带骨骼化清扫后的肝动脉、门静脉无瘤。

二、常见手术方式

肝门部胆管癌手术在总原则不变的情况下,其手术方式多种多样,下面就常见的手术方式做一简单概括,并给出笔者团队自己的意见。

(一)腹腔镜手术

近年来,随着腹腔镜技术的飞速进步和广泛开展,时有腹腔镜根治 HCCA 的报道和手术视频传播,单就手术技巧而言,可谓精彩绝伦,令人目眩。细而观之,肝动脉的骨骼化仅仅做到了脉络化而已,并无一人切开肝动脉的神经纤维鞘而做到真正的骨骼化,既然没有做到骨骼化,那所谓的 R0 根治性切除当然也就无从谈起了。

根据现有的循证医学证据,笔者团队不建议行所谓的"腹腔镜下肝门部胆管癌根治性切除术",理由有四。

1. 肝门部胆管癌根治手术的要求极高、难度极大,要做到真正的 R0 根治性切除绝非易事。HCCA 又是一种发病率很低的恶性肿瘤,单个医院的手术量很难让一个医师度过腹腔镜肝门部胆管癌手术的学习曲线。

2. R0 根治性切除是 HCCA 患者唯一可能获得完全治愈的方法,但在腹腔镜下失去了触觉反馈,难以准确判断胆管切除的范围,而 HCCA 患者又往往只有一次手术的机会,这种机会应该留给技术成熟的团队和成熟的技术手段。

3. 由于 HCCA 腹腔镜手术的技术所限,手术难以做到整块切除,基层医院给 HCCA 患者行腹腔镜手术后短期出现腹腔转移的患者在笔者团队的门诊时有所见。

4. 对于 HCCA 这样的大手术,耗时长久的腹腔镜手术并不是真正意义的"微创",且对于恶性肿瘤患者而言,更长的生存期才是真正的手术获益。

对于 Bismuth-Corlette III 型和IV型的 HCCA 患者,在交界可切除的情况下或怀疑有腹腔种植转移时,可行腹腔镜探查,但同时应该做好剖腹手术的准备,一旦有根治手术的机会,应果断开腹。

笔者团队的意见是:腹腔镜对于 HCCA 患者,仅有探查意义,不建议用于根治性手术。

(二)术中胆管切缘的组织活检

对胆管近端和远端的切缘进行术中快速冰冻病理检查以确认切除是否彻底在 HCCA 的根治手术中通常认为是必要的。但事实上,多数情况下即使冰冻病理结果为阳性,要想进一步切除近端胆管也是非常困难的。有证据表明,进一步切除近端胆管并不能保证术后任何生存优势。另外,一味地追加胆管切除长度会让胆肠吻合变得异常困难,且与术后胆漏发生率增加相关。另外,尽管术中快速冰冻病理检查存在一定的误诊率,但笔者团队仍强调常规进行胆管切缘术中快速冰冻病理检查,这有利于判断预后及决定术后的治疗方法。

(三)肝门胆管癌的淋巴结清扫

由于 HCCA 具有易发生局部淋巴结转移的生物学特性,决定了 HCCA 根治性手术淋巴结清扫的必要性。HCCA 手术的淋巴结清扫必须包括门静脉和肝动脉周围的淋巴结、淋巴管及其神经组织。从发展历史来看,淋巴结的清扫范围有一个从区域清扫到扩大清扫再到缩小清扫范围的过程。

扩大清扫包括从膈肌到腹主动脉分叉部主动脉旁淋巴结的大范围清扫,其结果是并发症的发生率增高,且无生存获益。

笔者团队的做法是有限扩大淋巴结的清扫范围,即:除对肝十二指肠韧带淋巴结进行骨骼化清扫外,再向左延至腹腔干肝总动脉根部、向后清扫胰头后淋巴结及 16 组淋巴结。而对于 70 岁以上的老年人则仅限于区域淋巴结清扫,以减少围手术期死亡率。

一旦肝门部胆管癌已经出现淋巴结转移,扩大淋巴结清扫的意义是可以提供更准确的疾病分期,但并不能提高生存率。

（四）血管切除重建

1. 门静脉切除重建　门静脉分叉部受侵犯并非 HCCA 手术的禁忌证。术中发现肿瘤与门静脉分叉部严重粘连,首先应怀疑存在肿瘤侵袭。此时,为了获得阴性的手术切缘,有必要联合门静脉切除(portal vein resection, PVR)并重建门静脉。Neuhaus 等推荐常规切除重建门静脉以达到 R0 根治性切除的目的。但笔者团队认为:只有当经过肝十二指肠韧带骨骼化清扫后,发现肿瘤侵犯门静脉粘连无法游离,且判断行 PVR 后可以达到完全根治肿瘤的目的时,才建议行联合门静脉切除吻合重建。

2. 肝动脉切除重建　目前,多数研究不支持肝门部胆管癌术中联合肝动脉切除重建。笔者团队在肝动脉切除的情况下亦不将吻合重建作为常规,肝动脉吻合重建后的术后风险比肝动脉切除后不吻合重建更大。通常需行联合左半肝切除而保留右半肝的 HCCA 患者,肿瘤如浸润肝右动脉,要想实现径向的 R0 根治性切除,则需联合肝右动脉切除吻合重建。肝动脉吻合术,技术上可行,但实际操作困难重重,失败风险很高。基于结扎肝固有动脉后肝脏的侧支动脉可以自发性再通的理论,可以通过术前栓塞肝固有动脉,诱导肝脏韧带内侧支动脉形成,为肝脏提供额外的动脉血供,这样将有利于肿瘤的 R0 根治性切除,且肝固有动脉、肝左动脉和肝右动脉可以完全切除而不用吻合重建。为避免影响肝动脉侧支血运重建,应注意不要过多地游离保留侧肝脏的肝周韧带。

笔者团队在临床实践中有门静脉切除吻合重建并联合肝动脉切除的病例,也有单独行肝动脉切除的病例,基本都不进行动脉吻合重建,大都恢复理想,但术后应加强吸氧。

（五）无接触技术和整块切除

门静脉切除重建通常是在门静脉被肿瘤浸润并不能被游离时才进行的。然而,即使在组织学证实切缘阴性的情况下,随访期间也可能发生局部复发或腹膜种植。

Ebata 等的报道证实了肿瘤即使在病理检查显示没有门静脉浸润的情况下,也可能在门静脉剥离过程中发生播散。

1999 年, Neuhaus 等指出 HCCA 手术的根治性、淋巴结转移、周围神经鞘的浸润和组织学分级是决定患者预后的独立影响因素。而在根治性切除的患者中,联合门静脉分叉部切除又是唯一的独立影响预后的因素。此后,该作者提出 "no-touch(无接触)" 概念,并决定将无接触技术的原则应用到肝门部胆管癌的手术中,此技术避免了很容易被肿瘤浸润的肝右动脉的解剖,做到了在不接触肿瘤的情况下将肿瘤整块(en-bloc)切除,获得无瘤的胆管切缘。

实现无接触技术和整块切除的技术要点为:分别在门静脉左支的脐静脉裂及胰头上方的门静脉主干放置血管夹,但不游离门静脉分叉部,而是直接游离血管两端,待整块切除肿瘤后再进行门静脉的端 - 端吻合(相关技术在门静脉切除吻合重建等相关部分有图示和深入论述)。

笔者团队是无接触技术和整块切除的坚决践行者,但门静脉切除吻合重建仅限于门静脉受侵犯的情况。

（六）联合肝切除

联合肝切除术在肝门部胆管癌根治性手术中的作用和疗效是肯定的。根据 HCCA 患者的不同分期分型,具体手术方式有以下几种。

1. 右半肝切除术　Kondo 等在一项有 40 例患者的前瞻性研究中发现:接受右半肝切除术的患者相比接受左半肝切除术的患者有显著的生存优势。原因可能是由于左右肝管汇合处位于肝门的右侧;肝右动脉走行接近胆管分叉,右半肝切除时不必将其与肿瘤分离,使得根治性得到提升。

2. 肝右三叶切除术　肝右三叶切除联合门静脉切除吻合重建和胆管整块切除术能提升手术的根治性,是肝门部胆管癌术后长期生存的独立预后因素。原因有三:①门静脉右支与肿瘤关系密切并且经常被肿瘤浸润;②肝右动脉在肿瘤和门静脉之间走行,也经常受到侵犯;③肝左动脉在肝十二指肠韧带的左侧缘走行,很少被肿瘤侵犯。

从解剖学和肿瘤生物学行为方面分析,只有肝外胆管、门静脉分叉部和肝右动脉及肝 1 段和肝 4~8 段共 6 个肝段的整体切除才能真正做到"无接触技术"的肿瘤切除原则。综合来看,宽的无瘤切缘,避免肿瘤组织附近的游离(无接触技术)和肝右三叶切除术的方法不仅能够产生更好的术后效果,而且可以提高根治性切除率,使根治性切除术后 5 年生存率达 60%,但其最大的问题是术后死亡率增加,肝衰竭是扩大肝切除术后死亡的最常见原因。

3. 左半肝切除术及肝左三叶切除术　联合右肝或扩大的右肝切除术不适于肝门部胆管癌扩展至左侧胆管分支、肝 2、3 段萎缩,以及左半肝血管受累的情况,这些情况为行左半肝切除术的指征,约占所有肝门部胆管癌切除手术的 25%~30%。

联合左半肝切除的 HCCA 手术被认为是比联合右半肝切除术更为复杂的 HCCA 手术,需要更高的技能,原因是:①在涉及门静脉切除和重建的情况下,由于门静脉右干相对较短,切除重建门静脉更加困难。②从左右肝管分叉部到二级胆管分支,右侧距离远小于左侧,且右侧肝段胆管变异更多。③胆肠吻合更复杂,增加了术后胆漏发生的风险。④左半肝或扩大左半肝切除术的另一个肿瘤学问题是需要保留肝右动脉和门静脉右干,这就增加了肿瘤细胞播散的风险。

如果肝脏的左外叶太小或左侧门静脉被肿瘤浸润(如 Bismuth-Corlette Ⅵ型),那么扩大左半肝切除术和尽可能远地向右切除胆管也是一种选择。虽然这样不可避免地要解剖、游离肝右动脉和门静脉右支,但是 R0 根治性切除后的 5 年生存率仍然可以达到 30%。

为了确定肝左三叶切除术能否切除主要侵犯左侧胆管的肿瘤,可以结合术中触诊、术中超声和右肝蒂后路解剖,这些方法有助于判断肿瘤是否扩展到右肝蒂的分叉部。

降低肝门板对探查肿瘤情况非常有用,但这种解剖容易让肿瘤暴露,应慎重使用。笔者团队一般不使用此技术,并反对进行这种解剖。

4. 扩大半肝切除术

(1)扩大右半肝切除术的切除范围包括:右半肝、肝 4 段下部(肝 4b 段)、肝门板和全尾状叶。

(2)扩大左半肝切除术的切除范围包括:左半肝、右侧旁正中部的肝门板和大部分尾状叶。

同时,扩大右半肝切除术和扩大左半肝切除术均需行全部肝外胆管切除术与肝门淋巴结清扫术。具体选择切除哪一侧主要取决于肿瘤在哪一侧占优势,但扩大右半肝切除术更适用于位于中央部位的肿瘤。

5. 尽可能保留肝实质的中央型肝切除术　小部分肝切除术(根据 Couinaud 命名法,切除肝脏为三段或小于三段)的提出主要是为了尽可能解决大块肝切除术后高死亡率的问题。由于肝门部胆管分叉毗邻肝 4 段、5 段和 1 段,对于早期肿瘤,进行肝 1 段、4b 段和 5 段的小部分肝切除术可以完全切除肿瘤并有足够的阴性切缘,被称为"中央型肝切除术"。此中央型肝切除术可以比扩大的肝切除术多保留达 35% 的有功能的肝实质。

此方法只被笔者团队偶尔应用,其不被常规使用的原因有:①中央型肝切除术能否达到与大范围肝切除术相同的肿瘤学效果尚不确定。②技术操作较复杂,尤其是中央型肝切除术后会留下许多肝内胆管残端开口,使得胆肠吻合重建非常困难。

6. 小范围肝切除术治疗 Bismuth-Corlette Ⅲ 型肝门部胆管癌与"陈氏肝肠吻合术" 陈孝平院士提出了小范围肝切除术治疗 Bismuth-Corlette Ⅲ 型肝门部胆管癌的理念。陈院士认为,合理地选择小范围肝切除术治疗 Bismuth-Corlette Ⅲ 型肝门部胆管癌,不仅可以减少手术的死亡率,而且可以获得较好的长期生存效果。其文章中指出,小范围肝切除术和大范围肝切除术相比,1 年、3 年及 5 年的生存率无明显差别,但小范围肝切除术带来的主要问题是留下了三个肝脏的断面,有多达 9~11 个胆管开口,这就给胆肠吻合造成了一定的麻烦。为了解决这一难题,他们提出了一种新的胆肠吻合方法:仅缝合胆管开口的后壁,而不缝合前壁,而是将空肠前壁与胆管前壁上方的肝脏组织缝合,经此吻合方法则不会出现因吻合口纤维瘢痕性收缩而发生的吻合口狭窄。笔者认为"小范围肝切除术治疗肝门部胆管癌"是一种先进的理念,对于多个细小肝管在胆肠吻合困难时可采用"陈氏肝肠吻合术"。

(七)Bismuth-Corlette Ⅰ型和Ⅱ型肝门部胆管癌的手术策略

Bismuth-Corlette Ⅰ型或Ⅱ型 HCCA 患者可以采用以下手术策略。

1. 局部切除术或包括肝外胰腺上段胆管的围肝门切除术　但是这种术式即使是 R0 根治性切除,术后局部复发也更常见。

2. 联合左半肝切除术　因为此手术策略可以提高手术切除率,而且手术相对安全,患者术后生活质量良好。

3. 联合右半肝切除术　此手术策略可以获得更高的 R0 根治性切除率。Seyama 等报道接受右半肝切除术联合尾状叶切除术的预后更好。

对于结节型和浸润型 Bismuth-Corlette Ⅰ型和Ⅱ型患者,笔者团队更多采取联合半肝切除术的手术方法;对于乳头状肿瘤则肝外胆管切除联合或不联合限制性肝切除术均可。

(八)肝胰十二指肠切除术

笔者团队将此术式用于肝门部胆管癌的 R0 根治性切除中,这是一种相对激进的手术方法,只可用于确保能够做到 R0 根治性切除的患者。

(九)肝移植 + 胰十二指肠切除术

这是一种更为激进的手术方式,相关报道并不多,在笔者团队只有个案,其远期疗效尚在观察中,不足以形成结论。

(十)其他手术技巧

1. 右半肝切除术是否需要保留肝中动脉　联合右半肝切除术时,肝中动脉(middle

hepatic artery，MHA）被切断的主要担心是相关胆管缺血导致胆肠吻合口漏和肝脓肿等术后并发症。Hirano 等在一项 61 例肝门部胆管恶性肿瘤患者的回顾性调查研究中发现，切除 MHA 与保留 MHA 的患者围手术期结果相似。肝脏微循环的解剖学研究显示：肝内胆管的血供来自肝动脉发出的密集的周围血管丛。右半肝切除术后，来自左内侧和左外侧叶胆管的血管丛可以通过肝门板系统保持连接，补偿动脉血液供应的缺失。中断了的 MHA 滋养区域的动脉血液供应补偿也可以来自肝内互连动脉通路及连接肝动脉和门静脉系统的血管。因此，笔者团队在 HCCA 的手术中不刻意保留 MHA。

2. 门静脉动脉化　门静脉动脉化（portal vein arterialization，PVA）的目的是确保肝细胞和胆管有足够的氧供，动物实验表明门静脉动脉化可以改善肝脏的微循环，但如果门静脉压持续升高又会促使肝细胞凋亡，抑制肝脏再生。因此，门静脉动脉化被认为是某些特殊情况下的补救方法。笔者团队尚未将该方法用于 HCCA 的手术中。

总之，如此众多的手术方法和手术技巧，都是围绕同一个目标进行的，那就是肝门部胆管癌的 R0 根治性切除。只有实现 R0 根治性切除才是可能治愈肝门部胆管癌的唯一途径，别无他法。

第三节　肝门部胆管癌根治术的基本手术步骤

肝门部胆管癌根治术是以肝外胆管切除术、肝十二指肠韧带淋巴结廓清术、胆肠吻合重建术为核心的联合或不联合肝切除术、联合或不联合血管切除吻合重建术的多种术式的组合，其中肝外胆管切除术、肝十二指肠韧带淋巴结廓清术、胆肠吻合重建术是肝门部胆管癌根治性切除术的必有步骤，其他手术步骤视情况而定。

一般而言，肝门部胆管癌根治术包括以下 6 个方面的内容：①开腹探查；②肝十二指肠韧带淋巴结廓清术；③血管切除吻合重建术；④肝切除术；⑤胆肠吻合重建术；⑥关腹。

（一）开腹探查
1. 患者仰卧位，取右侧肋缘下切口（图 1-3-1），探查切口宜小，在手术过程中根据情况延长切口至适宜。
2. 切口保护后用悬吊拉钩牵开切口。
3. 洗手探查　探查内容主要包括：①有无腹腔种植转移和肝转移，是否需要终止手术；②肝十二指肠韧带淋巴结有无肿大，质地如何，是单独肿大还是融合肿大等；③胆管自身条件。胆管预定切断部位有无肿瘤浸润，判断能否切除；④肿瘤有无侵犯肝动脉及门静脉，是否需要联合血管切除。

（二）肝十二指肠韧带淋巴结廓清术
肝门部胆管癌根治术中的肝十二指肠韧带淋巴结

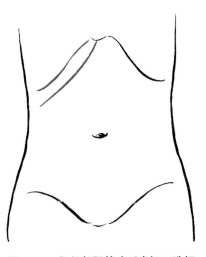

图 1-3-1　肝门部胆管手术切口选择

廓清术是指在保留肝动脉和门静脉的基础上整块切除包含淋巴结的结缔组织和肝外胆管。

淋巴结廓清术总的原则是：紧贴血管，远离胆管；留下血管，去除其余。

做 Kocher 切口游离，行 16a2 组和 16b1 组淋巴结（图 1-3-2A）术中快速冰冻病理检查。廓清胰头后 13a 组淋巴结（图 1-3-2B）。

于十二指肠上缘自右至左，循肝总动脉（common hepatic artery，CHA）入路，廓清 8a 组、8p 组淋巴结（图 1-3-3）。廓清肝总动脉周围神经丛，左侧至肝总动脉根部，下至胃十二指肠动脉（gastroduodenal artery，GDA）。9 组淋巴结可以不廓清，在 8p 组和 9 组淋巴结之间切断即可。在肝动脉神经丛被剥离后，肝动脉不宜再用器械夹持，而应用血管吊带牵拉。为便于淋巴结廓清，需结扎切断胃右动静脉，如影响操作，胃左静脉也可予以结扎切断（图 1-3-4）。

廓清顺序：由前至后，从右到左（图 1-3-5），自下而上。

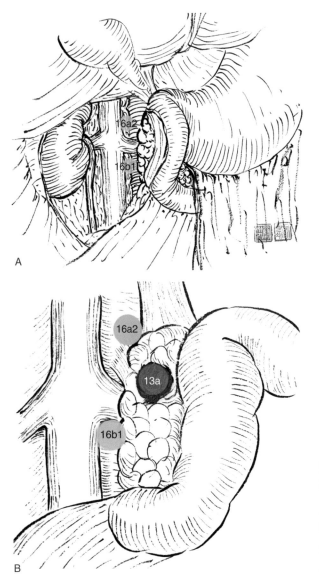

图 1-3-2　做 Kocher 切口游离十二指肠及胰头部

A. 16a2 组和 16b1 组淋巴结的位置；B. 做 Kocher 切口游离，行 16a2 组和 16b1 组淋巴结术中快速冰冻病理检查。廓清胰头后 13a 组淋巴结。

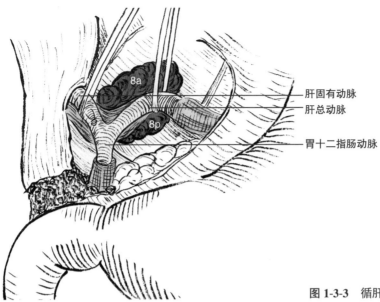

肝固有动脉
肝总动脉
胃十二指肠动脉

图 1-3-3　循肝总动脉廓清 8a 组、8p 组淋巴结

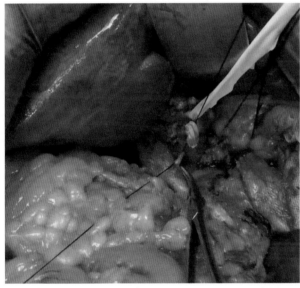

图 1-3-4　于胃左静脉汇入门静脉根部处结扎切断之，廓清肝十二指肠韧带

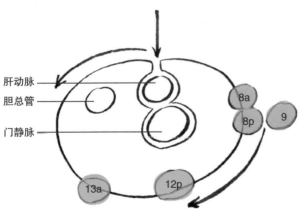

肝动脉
胆总管
门静脉

图 1-3-5　肝十二指肠韧带淋巴结廓清横断面示意

【注意点】

➤ 为保证胆总管下切缘阴性,可能需要在胰腺实质内切断胆总管,并缝扎胆总管残端。

➤ 作为下切缘的胆总管断端应送术中快速冰冻病理检查。

➤ 门静脉上牵引带,汇入门静脉的胃右静脉和胰十二指肠后上静脉从根部结扎后切断。

➤ 将12p2组和8p组淋巴结与胰腺实质之间切断,完成肝十二指肠韧带远端的廓清（图1-3-6）。

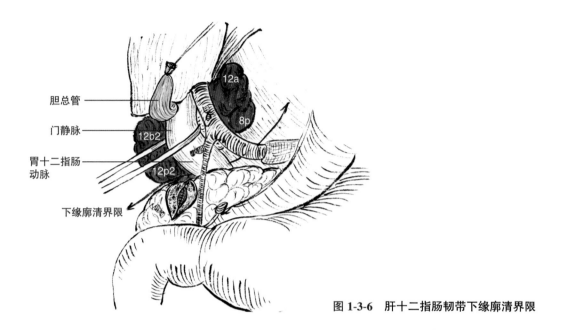

图 1-3-6　肝十二指肠韧带下缘廓清界限

1. 肝动脉的处理　　自肝固有动脉向肝门方向在动脉鞘内剥离肝左右动脉(切断侧无需继续剥离),分别上血管牵引带。根据肝切除的范围结扎切断肝动脉分支。肝中动脉和肝左动脉应剥离至门静脉脐部的起始部,肝右动脉及其分支应剥离至入肝处。胃右动脉和胆囊动脉于其根部结扎切断。

【注意点】

➤ 肝动脉的剥离应采取锐性剥离,细小分支也应结扎。

➤ 肝动脉结扎时不宜用力过大,以免切割动脉内膜致术后出现动脉瘤。

➤ 肝动脉小分支破裂时应该用6-0血管缝线进行缝合止血。

➤ 须注意肝动脉解剖变异。

➤ 肝动脉只可悬吊,不可钳夹,切忌过度牵拉吊带。

➤ 用橡皮手套制作简易血管吊带时应当用手套皮片进行裁剪,而不宜用手套边进行裁剪,因为手套边太硬,容易损伤动脉血管内膜。

2. 门静脉的处理　自胰十二指肠后上静脉至门静脉左右分叉部这段门静脉的右缘和前壁一般没有分支,在门静脉悬吊牵拉后容易剥离,而门静脉分叉部以上有多支门短静脉,应小心处理,以免发生意外出血。

【注意点】
➤ 根据手术规划的肝切除范围结扎切断相应的门静脉分支,残端一定要用血管线缝合闭锁。
➤ 当门静脉分叉部被癌肿浸润时,应联合门静脉受侵犯段的切除重建,不应只行侧壁切除。
➤ 门短静脉应逐根结扎(图 1-3-7),肝脏侧可以用超声刀离断,但门静脉侧一定以结扎为妥。
➤ 在切除侧肝动脉和门静脉分支离断后,应及时标注肝缺血线。

肝十二指肠韧带廓清术也就是肝十二指肠韧带骨骼化(skeletonization)的过程,其实质是从肝十二指肠韧带中把肝动脉和门静脉剥离出来,并去除其他组织的过程(图 1-3-8、图 1-3-9)。

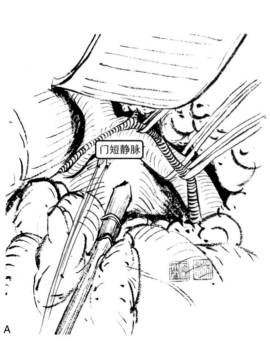

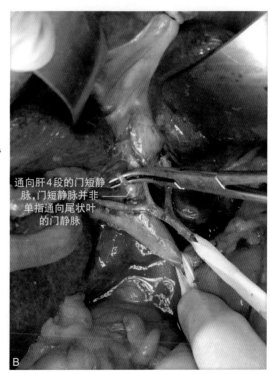

图 1-3-7　处理门短静脉

A. 处理门短静脉示意;B. 通向肝 4 段的门短静脉。

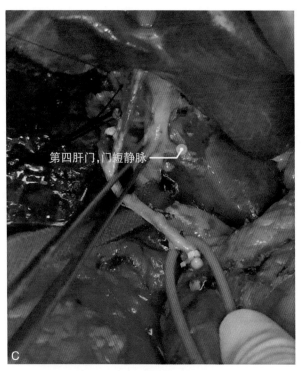

第四肝门,门短静脉 ——

图 1-3-7　处理门短静脉（续）

C. 通向尾状叶的门短静脉。

图中红色尿管只是在照相时临时使用,不宜作为血管吊带使用。

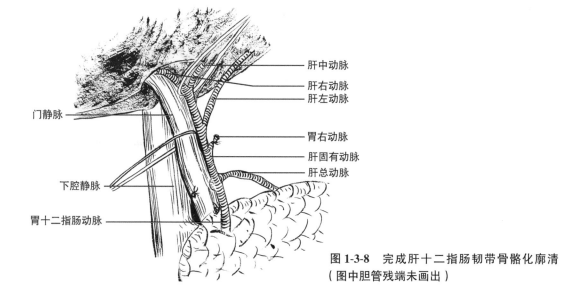

肝中动脉

肝右动脉

肝左动脉

门静脉

胃右动脉

肝固有动脉

肝总动脉

下腔静脉

胃十二指肠动脉

图 1-3-8　完成肝十二指肠韧带骨骼化廓清
（图中胆管残端未画出）

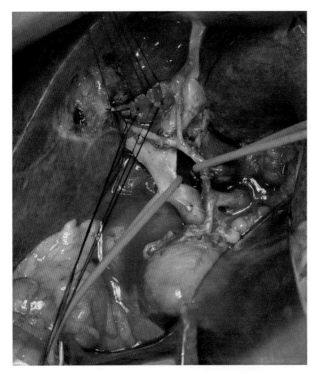

图 1-3-9　Bismuth-Corlette Ⅱ型肝门部胆管癌肝十二指肠韧带廓清结束,行左肝管及右前、右后胆管整形

图中红色尿管只是在照相时临时使用,不宜作为血管吊带使用。

(三)血管切除吻合重建术

肝门部胆管癌根治术中的血管切除吻合重建术主要是门静脉的切除吻合重建术,具体详见本章第四节。肝动脉的切除吻合重建术在肝门部胆管癌根治术中很少用到,具体在第三章进行相关论述。

(四)肝切除术

肝门部胆管癌联合大范围肝切除术的主要术式有:左、右半肝切除术,左、右扩大半肝切除术,左、右三叶肝切除术,且都需要联合尾状叶切除。此外,还有不规则性的围肝门切除术,应根据不同的术式决定肝周韧带的游离范围及肝内胆管切断的部位。

1. 肝周韧带的游离和肝脏切除

【注意点】
➤ 从 Arantius 管开始,优先游离尾状叶左侧的 Spiegel 叶,要仔细结扎肝短静脉,小心撕裂出血(图 1-3-10)。
➤ 小网膜囊内常有来自胃左动脉的迷走肝左动脉走行,应单独结扎。
➤ 游离右半肝时应注意右侧肾上腺止血。
➤ 预切除肝静脉可提前离断,残端用血管线缝合闭锁。肝静脉也可用直线切割闭合器离断,离断后肝静脉残端不必再加固缝合(图 1-3-11);离断肝左静脉时应注意肝左静脉与肝中静脉共干,以免误伤肝中静脉。
➤ 肝切除线可以在肝缺血线的基础上进行修正;有时肝萎缩线明显,可沿萎缩线切除(图 1-3-12)。
➤ 肝门部胆管癌患者常伴有肝内胆管扩张,切肝时不宜大块结扎,应放慢速度,肝断面的脉管都要逐个仔细结扎,以免术后肝断面发生胆漏。
➤ 半肝切除时强调标志性肝中静脉的全程显露(图 1-3-13),但应注意肝中静脉分支的顺行离断,大的筛孔应用血管缝线缝合。
➤ 胆管的离断应放在肝切除术的最后进行,切缘送术中快速冰冻病理检查。
➤ 影响胆肠吻合的肝实质在保证剩余残肝体积的前提下可以进行修正切除,如右半肝切除时胆肠吻合确有困难,可考虑联合切除部分肝 4b 段(图 1-3-14)。
➤ 切除的彻底性和胆肠吻合的便捷性应建立在残余肝体积足够的前提之上。
➤ 肝断面止血通常用笔者团队所创的血管线"网兜式"缝合止血。

2. 胆管的离断 肝内胆管的离断应在肝切除术最后进行。因为胆管多被较厚的纤维组织包裹,其走行辨认并不简单,熟悉左右侧肝门结构对于胆管的辨认至关重要。肝门部胆管癌胆管切线的近端界限依据肝切除的不同范围来确定,这些不同的肝切除范围是由肿瘤生长的部位来决定的,也是基于肿瘤学 R0 根治性切除的要求而考虑的,也就是说肝内胆管切断的位置随肝切除范围的不同而不同(图 1-3-15)。

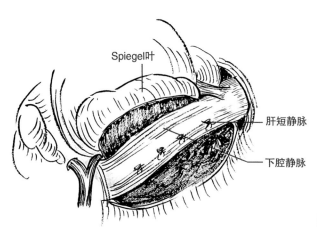

Spiegel叶

肝短静脉

下腔静脉

图 1-3-10　将 Spiegel 叶从下腔静脉游离

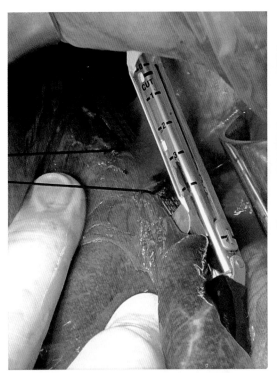
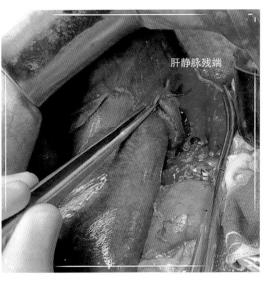

肝静脉残端

图 1-3-11 用直线切割闭合器离断肝左静脉,离断后的肝左静脉残端无需加固缝合

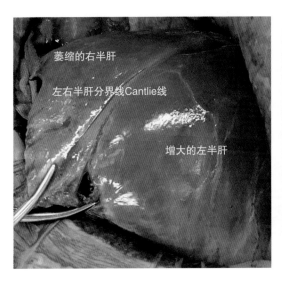

萎缩的右半肝

左右半肝分界线Cantlie线

增大的左半肝

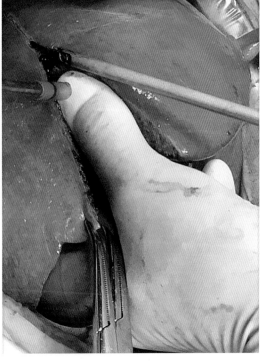

图 1-3-12 肝萎缩线明显时可沿肝萎缩线切除

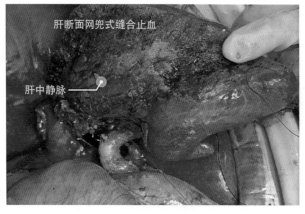

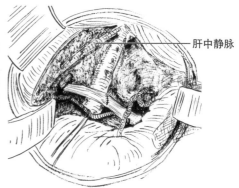

肝中静脉

图 1-3-13 显露半肝切除的解剖标志—肝中静脉

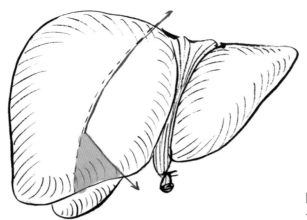

图 1-3-14 联合切除部分肝 4b 段以便于胆肠吻合

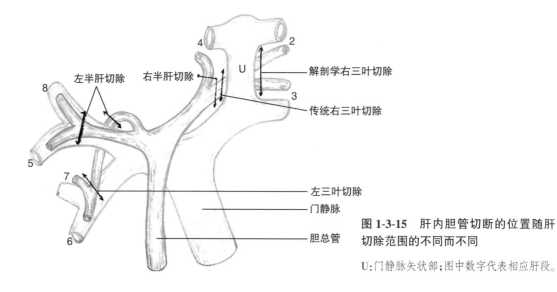

图 1-3-15 肝内胆管切断的位置随肝切除范围的不同而不同

U:门静脉矢状部;图中数字代表相应肝段。

【注意点】
➢ 确保肝内胆管切缘与肿瘤的距离,近端切缘送术中快速冰冻病理检查。
➢ 用剪刀或尖刀离断胆管,不可用电刀离断。
➢ 每切断一个胆管分支都应该及时缝线悬吊(图 1-3-16),以免后期遗漏吻合导致术后出现胆漏和胆管闭锁。
➢ 切断胆管时谨防门静脉和肝动脉损伤。

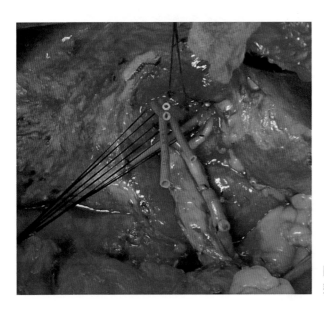

图 1-3-16 胆管高位切除,将 5 个胆管开口整形后再行胆肠吻合

(五)胆肠吻合重建术

1. 胆管成形 在肝门部胆管癌手术中胆肠吻合重建术是一个非常重要的步骤。在重建吻合前需先行胆管的整形,一般来说需要吻合重建的胆管开口根据肝切除范围的不同而不同,一般为 2~3 个开口,有时多达 5~6 个(图 1-3-17),为了方便胆肠吻合,在吻合前必须进行胆管整形。

【注意点】
➢ 尽量将多个开口整形为一个大的开口(图 1-3-17),如果胆管开口间的距离较远,可以就近整复为两个大的开口,然后分别进行胆肠吻合。
➢ 整形时缝针外进外出,将线结打在胆管腔外。
➢ 由于术前胆管放置支架或经皮经肝胆管引流术(percutaneous transhepatic cholangial drainage, PTCD)引流的原因,各个胆管残端的厚薄及柔韧度等并不一致,缝合时应注意不要撕裂较薄的胆管而导致整形失败。
➢ 有些胆管口径过小(≤1mm)无法整形,且引流的范围很小时可以考虑直接结扎或缝闭而不做吻合。

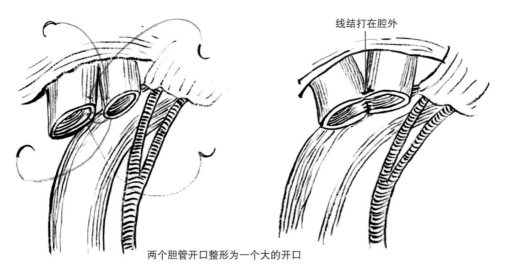

线结打在腔外

两个胆管开口整形为一个大的开口

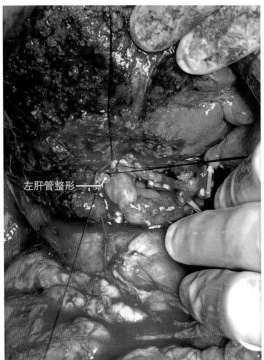

左肝管整形

图 1-3-17 　 胆肠吻合前胆管整形

2. 肠袢准备

【注意点】
➤ 胆肠吻合利用的是上段空肠,空肠起始部的解剖标志是十二指肠悬韧带(又称屈氏韧带),不可误将回肠当作空肠而发生致命的错误。
➤ 在距离十二指肠悬韧带20cm处切断空肠,对于空肠系膜血管止血应仔细,应双重结扎血管残端,如发生系膜血肿时不应盲目钳夹、大块结扎,应做到确切止血。
➤ 胆汁引流肠袢的长度不应小于45cm,胆肠吻合多用侧侧吻合,顺蠕动(图1-3-18),两肠管间应并行缝合两针以避免肠管扭曲、翻转导致术后发生肠梗阻。

上提进行胆肠吻合的肠袢与横结肠及胃十二指肠的位置关系有多种组合,笔者团队多采用横结肠后、十二指肠前上提空肠的方法行鲁氏Y形吻合术(Roux-en-Y anastomosis,Roux-en-Y术)(一种胃切除术后的消化道重建方式,由Cesar Roux最早提出,"Y"代表重建后空肠的形态)胆肠吻合(图1-3-19)。在局部粘连严重、横结肠系膜肥厚,行结肠后吻合确有困难的情况下可以考虑行结肠前吻合。

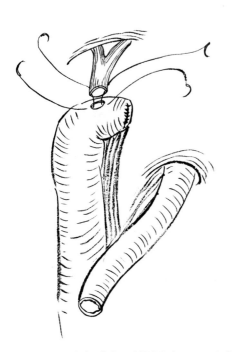

图 1-3-18　顺蠕动空肠侧侧吻合,胆肠吻合口距离肠肠吻合口不小于 **45cm**

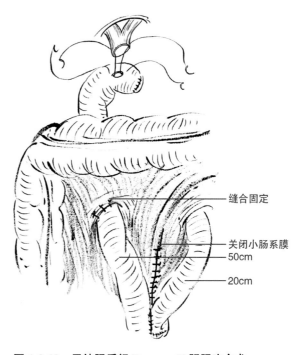

缝合固定

关闭小肠系膜
50cm

20cm

图 1-3-19　于结肠后行 Roux-en-Y 胆肠吻合术

图中的"50cm"指的是胆肠吻合口到肠肠吻合口的距离;图中的"20cm"指的是十二指肠悬韧带到肠肠吻合口的距离。

3. 胆肠吻合

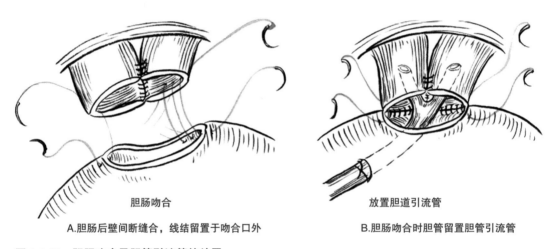

胆肠吻合

A.胆肠后壁间断缝合,线结留置于吻合口外

放置胆道引流管

B.胆肠吻合时胆管留置胆管引流管

图1-3-20　胆肠吻合及胆管引流管的放置

(六)关腹

完成胆肠吻合后(图1-3-21)清点敷料器械无误关腹。关腹前应当用温热蒸馏水冲洗术野至液体清亮,确认术野无出血、肠祥无扭转、各系膜裂孔均妥善缝合后放置腹腔引流管。笔者团队一般采用单腔引流管而非双腔闭式负压引流管。肝断面和胆肠吻合口处应分别放置引流管。引流管按最短路径的原则引出腹腔,但在腹腔内应当顺畅自然,不能让引流管成角而导致引流不畅。

总之,肝门部胆管癌根治手术的术式种类繁多、步骤复杂,要求掌握的解剖学知识和手术技巧非常多。这里仅就其一般步骤进行归纳,各术式的具体情况将分章节详细叙述。

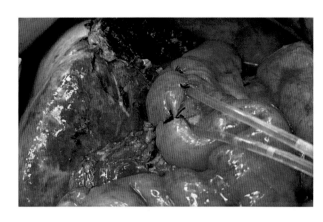

图 1-3-21　完成胆肠吻合

图中白色胆管引流管为直管,分别放置于右前叶、右后叶胆管。

第四节　肝门部胆管癌根治术联合门静脉切除吻合重建术

　　由于肝门部胆管与门静脉的解剖关系密切,肿瘤在向管壁外生长的过程中常常会侵犯在胆管后方走行的肝右动脉和门静脉分叉部,导致无法完成根治性切除。按照"整块切除"和"无接触"的肿瘤切除原则,为了提高手术的根治性,在联合肝切除的基础上,常常需要同时联合门静脉切除以期达到肿瘤整块切除的根治性目的。

一、肝门部胆管癌根治术联合门静脉切除吻合重建术的术前规划

　　肝门部胆管癌的手术规划很大程度上需要借助于术前影像学资料(其中包括三维重建图像,但非必需),有经验的手术团队一般都能通过术前影像学检查明确肿瘤与门静脉的关系,做好联合门静脉切除吻合重建的手术预案,准备好相关手术药品及器械。目前,三维重建技术已经较为成熟,可以进行术前肝体积测定及模拟肝切除,对手术规划有较大的帮助,有条件的医院建议术前行影像学三维重建。

　　在术前的影像学阅片中应明确肿瘤与门静脉的位置关系,肿瘤侵犯门静脉的部位、长度、周径等。对术中预切除的门静脉长度、如何吻合重建门静脉、能否直接对端吻合、是否需要自体血管或人工血管重建等都要做到心中有数。

二、联合门静脉切除吻合重建术的术中确定

　　通过对术前影像学检查结果的判断并不能做出是否需要联合门静脉切除的最后决定,其原因为:①由于胆管炎、胆管支架置入等原因,常常会出现炎症水肿、增生,导致肝门部胆管与门静脉粘连,造成肿瘤侵犯门静脉的假象。由炎症造成的粘连一般都有将门静脉剥

离出来的间隙,这种情况可以避免联合门静脉切除。②一些腔内生长的局限性肿瘤虽然较大,但并未侵及胆管外组织,只是由于肿瘤压迫,在影像学检查中显示门静脉明显变形,但术中发现肿瘤与门静脉之间并不存在癌性粘连,很容易分离,这种情况也无需联合门静脉切除。

当术中探查发现肿瘤确已侵及门静脉、肿瘤与门静脉癌性浸润无法分离时,才能做出联合门静脉切除的最后决定。

三、门静脉切除吻合重建术前准备

门静脉切除吻合重建术通常在肝十二指肠韧带骨骼化清扫完成后、肝切除之前进行,此时除肿瘤与门静脉粘连部位外,肝外门静脉部分均应做好游离。

从门静脉开始阻断到吻合完成并重新开放门静脉血流的时间需要越短越好,我们一般将门静脉切除吻合重建的时间控制在 20 分钟之内。因此,在阻断门静脉前应做好全部与吻合相关的准备。

1. 在上门静脉阻断钳之前,门静脉切除段两侧要充分游离。肝侧门静脉主要是门短静脉的解剖、结扎、切断,使预吻合门静脉分支充分游离。门短静脉解剖不清则会引发不必要的出血,让术野变得不清晰。胰腺侧门静脉的游离主要是胃左、胃右静脉的结扎切断。

【注意点】
对于门静脉小侧支的处理均建议带线结扎后再切断。

2. 完成门静脉游离后应冲洗检查术野,彻底止血,去除不必要的牵引线和器械,更换干净纱布,充分暴露术野。提醒麻醉医师和护士做好相关工作,在门静脉阻断的同时开始阻断计时。

3. 药品器械准备 ①在门静脉阻断前,器械护士应当整理器械台,打开血管吻合器械包(图 1-4-1),其中包括无损伤血管夹或血管钳 2 柄,血管缝合专用持针钳 2 柄。血管缝合线用 5-0 的聚丙烯不可吸收缝线。②血管切除吻合过程中不需要全身肝素化,但需要用肝素生理盐水间断冲洗门静脉腔,故需准备一支 2ml 的肝素钠注射液并加入 200ml 生理盐水中;冲洗用针头应当用留置针的软针头,以免误伤(图 1-4-2)。

4. 血管准备 是否需要准备自体静脉或人造血管?肝门部胆管癌联合门静脉切除的范围一般都在 3cm 以内,基本均可直接行对端吻合。一般而言,切除门静脉的长度不应超过 5cm,只要门静脉上下端游离充分,亦可直接吻合。在众多的门静脉切除吻合重建病例中,笔者团队只遇到 1 例(图 1-4-3)患者由于切除门静脉过长,直接吻合后造成吻合口张力过大,出现了吻合口狭窄、血栓形成,后经截取一段肝切除标本中的肝中静脉(MHV)用于间置吻合,使问题得到了解决。

笔者团队的经验是:肝门部胆管癌手术中的门静脉切除吻合重建术不需要预取髂静脉、大隐静脉作自体静脉移植用,也不需要准备人造血管,但在切除重建之前,需要做好门静脉近、远端的充分游离。

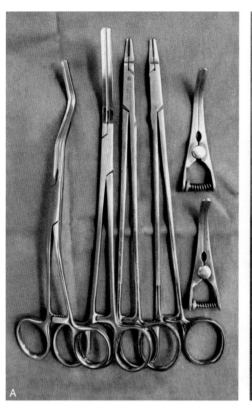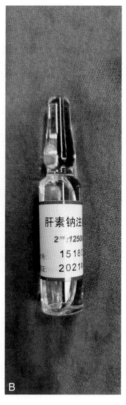

图 1-4-1 门静脉切除吻合重建术所需的器械和药品

A. 门静脉切除吻合器械；B. 肝素钠注射液。

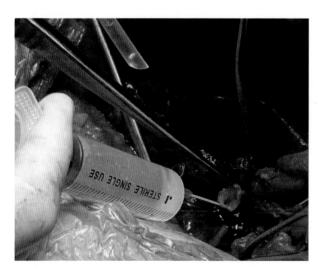

图 1-4-2 用肝素生理盐水冲洗门静脉断端

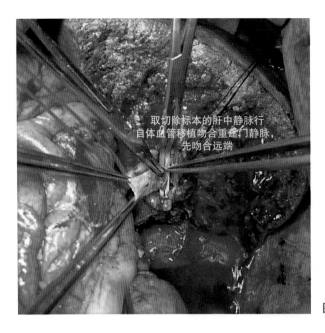

取切除标本的肝中静脉行
自体血管移植吻合重建门静脉，
先吻合远端

图 1-4-3　自体肝中静脉架桥吻合重建门静脉

四、门静脉切除吻合重建术的注意事项

理论上讲，小范围的门静脉肿瘤浸润可以行门静脉的楔形切除或侧壁切除，但笔者团队出于保证切缘阴性、避免狭窄及吻合方便的考虑并不采用这两种方法，而是首选行门静脉整段环形切除，再行端端吻合。

在门静脉切断前要估计切除的长度，预设切除线。在考虑吻合便利的同时要考虑到无瘤切缘，并应优先考虑无瘤切缘。

门静脉骨骼化及侧支离断后门静脉主干会变长，再加上切除门静脉分叉部后门静脉分支拉直吻合，一般来说，切除 3cm 以内的门静脉长度并不会影响直接吻合，但门静脉上下端的口径会存在差异，应通过对口径较小一侧做斜形切除以缩小口径差。

在阻断钳和切除线之间应留有一定的距离（图 1-4-4A），以便于吻合。阻断钳夹持的角度和朝向应考虑到门静脉吻合口的正确对合，以使吻合后不扭转且不影响后续操作为原则，在夹持前应考虑清楚，夹持后不再随意更改、反复钳夹（图 1-4-4B）。

门静脉切除时应当用锋利的组织剪一次性剪断，确保断面整齐。

门静脉切除后即刻用肝素生理盐水冲洗门静脉断端，冲走血凝块，并在吻合的过程中间断冲洗门静脉吻合口，以防形成血栓。

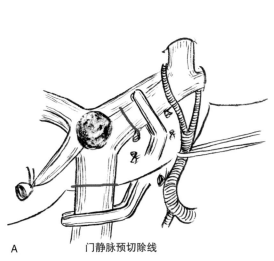
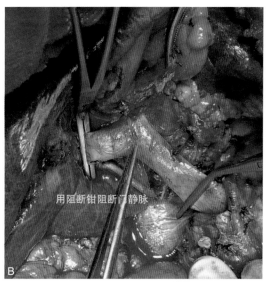

用阻断钳阻断门静脉

A　　　门静脉预切除线

B

图 1-4-4　预置门静脉阻断钳

A. 在切断门静脉前预上阻断钳,在阻断钳和切除线之间应留有一定的距离;B. 留置阻断钳的位置。

五、门静脉吻合重建

门静脉端端吻合重建的方法有很多种。笔者团队多采用管腔内缝合法(intraluminal suture)吻合(图 1-4-5),技术要点如下。

用两头带针的 5-0 聚丙烯不可吸收血管线缝合远近两端门静脉的左右两侧作为牵引线,注意对合不要出现偏差,以免吻合结束后出现扭转。牵引线进针的方向是一端腔外进针,出针时由另一端腔外出针。左侧缝线先行打结,线结打在腔外。

利用左侧缝线其中的一根针线从左到右连续缝合门静脉后壁(图 1-4-6),针距和边距均保持为 1mm 为宜;针距和边距过大均易在收紧缝线后出现血管皱缩,导致吻合口狭窄。

后壁缝合结束后(图 1-4-7)和右侧缝线一起打结。

前壁缝合方向根据术者习惯从左向右或从右向左均可,还是采用连续缝合的方式(图 1-4-8)。

在完成前壁缝合后不急于打结,而应先松开胰腺侧阻断钳,让血管充盈,使吻合口膨胀,血凝块随血液冲出,并用肝素生理盐水冲洗,随后松开肝脏侧阻断钳,待门静脉完全充盈后慢慢收紧缝线确认无漏血后慢慢打结,完成门静脉吻合重建(图 1-4-9)。在打结松紧度适当的情况下可以不留"生长因子"(growth factor,即缝线打结不可过于收紧以预留空间适应血管充盈)。

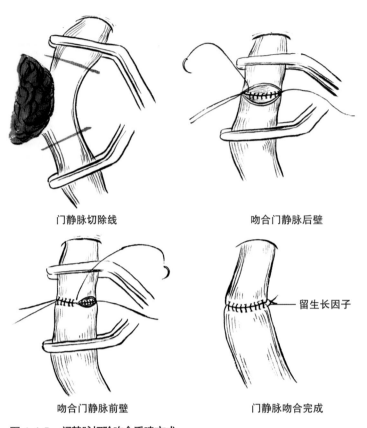

门静脉切除线

吻合门静脉后壁

吻合门静脉前壁

门静脉吻合完成

← 留生长因子

图 1-4-5　门静脉切除吻合重建方式

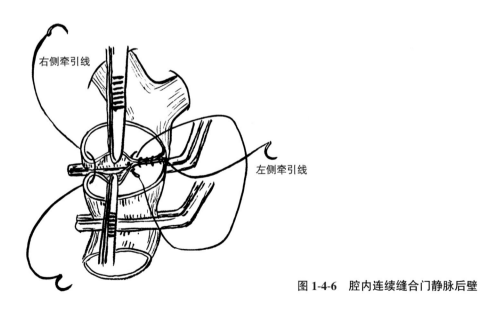

右侧牵引线

左侧牵引线

图 1-4-6　腔内连续缝合门静脉后壁

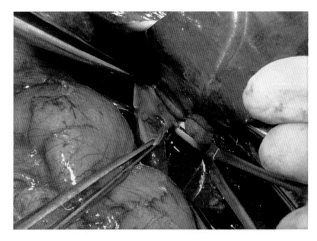

图 1-4-7　完成门静脉后壁吻合

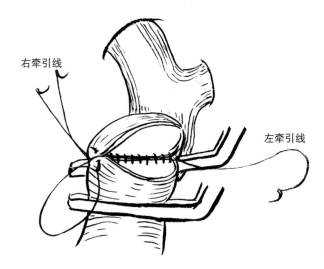

右牵引线

左牵引线

图 1-4-8　继续连续缝合门静脉前壁

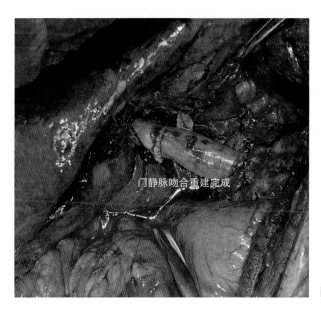

门静脉吻合重建完成

图 1-4-9　完成门静脉吻合重建

六、门静脉切除吻合重建术的并发症

联合门静脉切除的患者肿瘤分期一般都相对较晚,其死亡与肝衰竭的原因一般都是多因素的。如无与门静脉吻合直接相关的并发症发生,则不应将围手术期死亡归因于门静脉切除吻合重建所致;如术后发生肝衰竭,则门静脉切除吻合重建应该是造成肝衰竭的一个重要因素。

与门静脉切除吻合重建直接相关的并发症主要有:吻合口狭窄、术中或术后门静脉血栓形成、吻合口破裂出血、感染等。但门静脉切除吻合重建也只是门静脉血栓形成的原因之一。同时,门静脉血栓形成也可以导致患者死亡或肝衰竭。

总之,由于肝门部空间结构狭小,肝门部胆管癌手术中的门静脉切除吻合重建要比胰十二指肠切除术中的门静脉切除吻合重建复杂困难得多,但只要掌握了技术要点,并不难安全完成肝门部胆管癌的门静脉切除吻合重建。

笔者团队的经验是:肝门部胆管癌手术联合门静脉切除吻合重建并不增加手术的死亡率,是一种并发症发生率可以接受的、相对安全的手术方法,对整台手术的时间也无显著影响(笔者团队一般均能在20分钟内完成门静脉的切除吻合重建)。但联合门静脉切除提高了肝门部胆管癌 R0 根治性切除的机会,让不可切除变为可切除,给患者赢得了生存的希望,是肝门部胆管癌手术的必备技术。

(吴小兵 刘 辰 李 胜)

参 考 文 献

[1]夏穗生,曾祥熙,裘法祖,等.肝门外科解剖.中华医学会第八届全国外科学术会议论文摘要[M].上海:上海科学技术出版社,1963:26.

[2]夏德生,曾祥熙,裘法祖,等.肝门外科解剖[J].武汉医学杂志,1964,1(2):81-87.

[3]牛丛信,李朝龙.第二肝门和第三肝门的范围及其临床意义[J].中国临床解剖学杂志,2006,24(4):395-397.

[4]李斌,姜小清."肝门"概念的解剖学发展及其临床意义[J].中华肝胆外科杂志,2018,24(7):433-436.

[5]李斌,邱智泉,姜小清,等."第四肝门"在围肝门部外科的临床意义[J].中国普外基础与临床杂志,2016,23(11):1308-1310.

[6]PRINGLE J H. V. Notes on the Arrest of Hepatic Hemorrhage Due to Trauma[J]. Ann Surg, 1908, 48(4):541-549.

[7]汪珍光,周伟平,傅思源,等.肝腔静脉结合部解剖及其在肝静脉阻断术中的应用[J],中国实用外科杂志.2011,31(11):1058-1059.

[8]闫培宁.门静脉肝外分支解剖及"第四肝门"的命名[D].第二军医大学硕士学位论文,2011.

[9]KAWARADA Y, DAS B C, TAOKA H. Anatomy of the hepatic hilar area: the plate system[J]. J Hepatobiliary Pancreat Surg, 2000, 7(6):580-586.

［10］孟翔飞,董家鸿,黄志强.围肝门部胆管临床解剖学研究进展［J］.中华外科杂志,2010,48（13）:5.

［11］ONISHI H, KAWARADA Y, DAS B C, et al. Surgical anatomy of the medial segment（S4）of the liver with special reference to bile ducts and vessels［J］. Hepatogastroenterology, 2000, 47（31）: 143-150.

［12］OHKUBO M, NAGINO M, KAMIYA J, et al. Surgical anatomy of the bile ducts at the hepatic hilum as applied to living donor liver transplantation［J］. Ann Surg, 2004, 239（1）: 82-86.

［13］OZDEN I, KAMIYA J, NAGINO M, et al. Clinicoanatomical study on the infraportal bile ducts of segment 3 ［J］. World J Surg, 2002, 26（12）: 1441-1445.

［14］MICHELS N A. Newer anatomy of the liver and its variant blood supply and collateral circulation［J］. Am J Surg, 1966, 112（3）: 337-347.

［15］Hiatt JR, Gabbay J, Busuttil RW. Surgical anatomy of the hepatic arteries in 1000 cases［J］, Ann Surg, 1994, 220（1）: 50-52.

［16］KOOPS A, WOJCIECHOWSKI B, BROERING D C, et al. Anatomic variations of the hepatic arteries in 604 selective celiac and superior mesenteric angiographies［J］. Surg Radiol Anat, 2004, 26（3）: 239-244.

［17］BARBARO B, SOGLIA G, ALVARO G, et al. Hepatic veins in presurgical planning of hepatic resection: what a radiologist should know［J］. Abdom Imaging, 2013, 38（3）: 442-460.

［18］SHAPIRO A L, ROBILLARD G L. The arterial blood supply of the common and hepatic bile ducts with reference to the problems of common duct injury and repair: based on a series of 23 dissections［J］. Surgery, 1948, 23（1）: 1-11.

［19］CHEN W J, YING D, LIU Z J, et al. Analysis of the arterial supply of the extrahepatic bile ducts and its clinical significance［J］. Clin Anat, 1999, 12（4）: 245-249.

［20］VELLAR I D. Preliminary study of the anatomy of the venous drainage of the intrahepatic and extrahepatic bile ducts and its relevance to the practice of hepatobiliary surgery［J］. ANZ J Surg, 2001, 71（7）: 418-422.

［21］KUROSAKI I, HATAKEYAMA K, TSUKADA K, et al. Major hepatectomy combined with pylorus-preserving pancreatoduodenectomy for middle bile duct cancer with multiple lymph node metastases: a case report of 5-year survival［J］. Hepatogastroenterology, 1999, 46（27）: 1623-1626.

［22］JARNAGIN W R, FONG Y, DEMATTEO R P, et al. Staging, resectability, and outcome in 225 patients with hilar cholangiocarcinoma［J］. Ann Surg, 2001, 234（4）: 507-17; discussion 17-19.

［23］LONGMIRE W P, Jr. Tumors of the extrahepatic biliary radicals［J］. Curr Probl Cancer, 1976, 1（2）: 1-45.

［24］BAER H U, STAIN S C, DENNISON A R, et al. Improvements in survival by aggressive resections of hilar cholangiocarcinoma［J］. Ann Surg, 1993, 217（1）: 20-27.

［25］SHINGU Y, EBATA T, NISHIO H, et al. Clinical value of additional resection of a margin-positive proximal bile duct in hilar cholangiocarcinoma［J］. Surgery, 2010, 147（1）: 49-56.

［26］NEUHAUS P, THELEN A, JONAS S, et al. Oncological superiority of hilar en bloc resection for the treatment of hilar cholangiocarcinoma［J］. Ann Surg Oncol. 2012, 19（5）: 1602-1608.

［27］MIYAZAKI M, KATO A, ITO H, et al. Combined vascular resection in operative resection for hilar cholangiocarcinoma: does it work or not?［J］. Surgery, 2007, 141（5）: 581-588.

［28］KONSTADOULAKIS M M, ROAYAIE S, GOMATOS I P, et al. Aggressive surgical resection for hilar cholangiocarcinoma: is it justified? Audit of a single center's experience［J］. Am J Surg, 2008, 196（2）: 160-169.

[29] SAKAMOTO Y, SANO T, SHIMADA K, et al. Clinical significance of reconstruction of the right hepatic artery for biliary malignancy [J]. Langenbecks Arch Surg, 2006, 391 (3): 203-208.

[30] EBATA T, NAGINO M, KAMIYA J, et al. Hepatectomy with portal vein resection for hilar cholangiocarcinoma: audit of 52 consecutive cases [J]. Ann Surg, 2003, 238 (5): 720-727.

[31] NEUHAUS P, JONAS S, BECHSTEIN W O, et al. Extended resections for hilar cholangiocarcinoma [J]. Ann Surg, 1999, 230 (6): 808-818; discussion 819.

[32] KONDO S, HIRANO S, AMBO Y, et al. Forty consecutive resections of hilar cholangiocarcinoma with no postoperative mortality and no positive ductal margins: results of a prospective study [J]. Ann Surg, 2004, 240 (1): 95-101.

[33] JONAS S, STEINMULLER T, NEUHAUS P. Surgical therapy of liver hilus tumors [J]. Chirurg, 2001, 72 (7): 775-783.

[34] SHIMIZU H, SAWADA S, KIMURA F, et al. Clinical significance of biliary vascular anatomy of the right liver for hilar cholangiocarcinoma applied to left hemihepatectomy [J]. Ann Surg, 2009, 249 (3): 435-439.

[35] UESAKA K. Left hepatectomy or left trisectionectomy with resection of the caudate lobe and extrahepatic bile duct for hilar cholangiocarcinoma (with video) [J]. J Hepatobiliary Pancreat Sci, 2012, 19 (3): 195-202.

[36] BISMUTH H. Surgical anatomy and anatomical surgery of the liver [J]. World J Surg, 1982, 6 (1): 3-9.

[37] HEMMING A W, MEKEEL K, KHANNA A, et al. Portal vein resection in management of hilar cholangiocarcinoma [J]. J Am Coll Surg, 2011, 212 (4): 604-613; discussion 613-616.

[38] NAGINO M, KAMIYA J, ARAI T, et al. "Anatomic" right hepatic trisectionectomy (extended right hepatectomy) with caudate lobectomy for hilar cholangiocarcinoma [J]. Ann Surg, 2006, 243 (1): 28-32.

[39] WHITE T T. Skeletization resection and central hepatic resection in the treatment of bile duct cancer [J]. World J Surg, 1988, 12 (1): 48-51.

[40] 陈孝平, 黄志勇, 张志伟, 等. 小范围肝切除治疗 Bismuth-Corlette Ⅲ型肝门部胆管癌 [J]. 中华外科杂志, 2009, 47 (15): 1148-1150.

[41] SEYAMA Y, KUBOTA K, SANO K, et al. Long-term outcome of extended hemihepatectomy for hilar bile duct cancer with no mortality and high survival rate [J]. Ann Surg. 2003, 238 (1): 73-83.

[42] HIRANO S, KONDO S, TANAKA E, et al. Safety of combined resection of the middle hepatic artery in right hemihepatectomy for hilar biliary malignancy [J]. J Hepatobiliary Pancreat Surg. 2009, 16 (6): 796-801.

[43] NAKANUMA Y, HOSO M, SANZEN T, et al. Microstructure and development of the normal and pathologic biliary tract in humans, including blood supply [J]. Microsc Res Tech. 1997, 38 (6): 552-570.

[44] CHEN Y L, CHEN W B, WAN Y Y, et al. Effects of partial portal vein arterialization on liver regeneration after hepatectomy in minipigs with obstructive jaundice [J]. Chin Med J (Engl). 2012, 125 (13): 2302-2305.

[45] YOUNG A L, PRASAD K R, ADAIR R, et al. Portal vein arterialization as a salvage procedure during left hepatic trisectionectomy for hilar cholangiocarcinoma [J]. J Am Coll Surg. 2008, 207 (5): e1-e6.

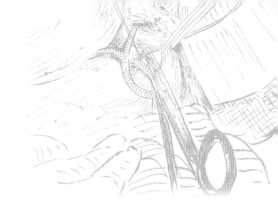

第二章
肝门部胆管癌的手术治疗

第一节　计划性肝切除在肝门部胆管癌手术中的应用

肝门部胆管癌（hilar cholangiocarcinoma，HCCA）也称 Klatskin 瘤，是胆道系统常见的恶性肿瘤，根治性切除是患者唯一可能获得临床治愈的希望所在。HCCA 因其病变部位特殊、肿瘤呈浸润性生长的生物学特性及与肝门部血管关系密切的特点，给手术切除造成极大的困难。近 20 年来，随着影像学和外科手术技术的进步，使 HCCA 的诊断和治疗取得了重大进步。虽然通过现有的影像设备对肿瘤的进展程度可进行有价值的术前评估，使手术切除率得到逐步提高，使患者生存率得到明显改善，但仍然有一部分患者处于边缘可切除状态，或者还有一部分患者甚至没有手术的机会。那么，有没有让一部分没有手术机会的患者重新获得手术机会的办法，或者让边缘可切除患者能够获得更加安全手术的办法呢？笔者团队提出了计划性肝切除的治疗理念。

一、计划性肝切除的内涵

基于肝脏强大的代偿增生能力，肝脏外科理论与实践的进步，成熟的肝脏血管与胆管介入技术，计算机断层摄影（computed tomography，CT）、CT 血管成像（computed tomography angiography，CTA）、磁共振血管成像（magnetic resonance angiography，MRA）、磁共振胆胰管成像（magnetic resonance cholangiopancreatography，MRCP）等影像学技术的进步，以及临床实践中的不断摸索，我们提出了应用"计划性肝切除"理念精准治疗肝门部胆管癌的理念。

计划性肝切除包括以下几个方面的内容。

1. 有计划地增加未来残余肝（future liver remnant，FLR）的体积和功能　以降低或避免肝切除术后肝衰竭的发生。可通过选择性胆管引流＋胆汁回输，以及选择性门静脉栓塞＋肠内营养等方法，甚至是选择性肝静脉栓塞的方法来完成。

2. 有计划地扩大肝切除的范围　以达到肝门部胆管癌多切缘（胆管、血管、肝切缘等）阴性，提高根治性切除率，可通过联合半肝＋尾状叶、扩大半肝、肝三叶切除，甚至肝移植等手段来实现。

3. 有计划地排除无法接受扩大肝切除的病例　包括肿瘤扩散、明显局部进展而导致手术禁忌的情况，如肿瘤肝外转移、腹腔种植转移、肝转移、淋巴结广泛转移等，可通过 CT、发射计算机断层显像（emission computed tomography，ECT）/ 正电子发射计算机体层显像仪（positron emission tomography and computed tomography，PET/CT）显像等手段来明确。还包括患者肝功能不全、肝储备功能减退等无法耐受手术的情况，可通过确定患者有无慢性肝病、肝纤维化病史，检查肝功能、凝血酶原时间、吲哚菁绿清除试验、CT 测量肝体积等方法来完成。

4. 有计划地控制肿瘤进展扩散　可通过放射治疗（简称放疗）、化学药物治疗（简称化疗）、介入治疗、靶向治疗和生物治疗等方法，有计划地控制肿瘤生长，减少肝脏及淋巴转移机会，尤其适用于在扩大肝切除术前准备时间可能偏长的患者。

二、计划性肝切除的相关措施

1. 选择性胆管引流　梗阻性黄疸常为 HCCA 患者的首发症状，也多为患者就医的直接原因。因此，术前减黄也就成为了大多数 HCCA 患者治疗的第一步。选择性胆管引流（selective biliary drainage，SBD）是我们对 HCCA 患者在进行大范围肝切除术前首选采用的胆管引流模式。选择性胆管引流是指：仅引流 FLR 的胆管，或包括 FLR 一侧的胆管，达到 FLR 胆管的充分确切引流，以期最大程度地保护预留侧肝脏功能。我们采用不经过肝门胆管肿瘤的经皮经肝胆管引流术（percutaneous transhepatic cholangial drainage，PTCD）的方法，以放置 1~3 根胆管引流管来达到 SBD 的目的。只有在未经胆管引流的预切除侧肝脏出现胆管炎，并且抗生素治疗无效的情况下，我们才会考虑进行预切除侧肝脏胆管引流，并首选 PTCD 的方法，此时为全肝胆管引流（total biliary drainage，TBD）。SBD 本身就能促进 FLR 功能代偿，体积增大。Ishizawa 等报道 SBD 后更能促进门静脉栓塞（portal vein embolization，PVE）后的 FLR 增生，我们在临床实践中也有以上体会。笔者团队不将 ERCP 胆管引流作为胆管引流的首选方法。

采用不经过肿瘤的 PTCD 外引流法，能够避免 PTCD 内外引流相关的胆管逆行感染。外引流的胆汁需尽可能回输。我们采用口服法回输胆汁，也可通过放置鼻空肠管的方法回输外引流的胆汁，但这种方法较少使用。我们通过对 HCCA 患者术前 PTCD 引流胆汁回输的对照研究发现，胆汁回输组肝功能恢复好于不回输组，胆汁回输能促进肝门部胆管癌患者肝功能的恢复和代偿。

2. 选择性门静脉栓塞　PVE 通过门静脉血流的再分配使计划切除侧肝脏萎缩和预保留侧肝脏代偿性增生，以降低肝切除术后肝衰竭的风险。对于 FLR 较小的边缘可切除患者和被排除于肝切除之外的患者，PVE 有让患者获得根治性切除的可能。1984 年 Makuuchi 等首先报道 PVE 应用于 HCCA 以来，在日本和欧美已被应用于转移性肝癌、肝细胞癌和胆管肿瘤的治疗。PVE 应用于肝门部胆管癌的研究在国际上并不多见，而且样本数量不多。在笔者团队将 PVE 技术应用于 HCCA 患者的 10 多年中，已有 400 多例患者接受了这一技术，积累了丰富的经验，并形成了规范化流程。我们主要采用经皮经肝对侧路径法，选择钢圈为主要栓塞材料，对预切除肝段的门静脉分支进行栓塞，术中要尽可能做到完全栓塞，以达到预期的效果。按照我们的治疗流程,让 FLR 与全肝体积(total liver volume, TLV)比小于 50% 的肝门部胆管癌患者及黄疸患者在胆红素(total bilirubin, TB)降至 150μmol/L 以下时接受 PVE,在 PVE 后 2~3 周,经 CT 肝体积测量确认 FLR 充分增生及测定 TB<85μmol/L 后,再施行联合大范围肝切除的根治性手术。PVE 的主要并发症有胆漏、钢圈移位、异位栓塞等,在等待肝萎缩 - 增生的过程中也存在肿瘤进展的风险。

三、手术并发症

HCCA 手术有较高的手术并发症发生率,尤其在联合大范围肝切除、胰十二指肠切除和肝移植手术时并发症更高。Hirano 等报道一组 146 例 HCCA 手术病例,其中 126 例接受了大范围肝切除术,总体手术死亡率和并发症发生率为 3.4% 和 44.0%。高胆红素血症(TB>85μmol/L,术后持续 >7 天)和肝脓肿是最常见的并发症,9 例肝衰竭病例中 5 例死亡。斯隆 - 凯特林癌症研究所的 Rocha 等报道 60 例 HCCA 切除病例,死亡率为 5%,并发症发生率为 28%。

我们采用计划性肝切除的治疗理念以后,在 2007 年 1 月至 2009 年 3 月期间的一组肝门部胆管癌联合大范围肝切除术的 46 例研究中,总体术后死亡率为 6.5%,并发症发生率为 62.5%。其中 PVE 肝切除组 13 例,非 PVE 肝切除组 33 例。两组的术后 30 天死亡率(0 *vs.* 9.1%,*P*>0.05)差异无统计学意义,PVE 肝切除组达到了零手术死亡,非 PVE 肝切除组的死亡原因为:术后肝衰竭(2 例)、胰腺出血(1 例)。两组的并发症发生率(69.2% *vs.* 63.6%,*P*>0.05)差异也无统计学意义,腹腔积液和脓肿仍然是最常见的并发症类型(56.7%,17/30),其余常见并发症依次为高胆红素血症(20.0%)、腹腔出血(20.0%)和胆漏(13.3%)。

第二节 门静脉切除吻合重建术实例

肝门部胆管癌发病率低、手术难度大,较为大宗的病例多集中在几家胆管肿瘤专病医疗中心,呈现聚集性。这种情况给肝门部胆管癌手术在基层医院的普及和同质化诊疗造成了一定的难度。笔者团队在某一周内完成了 6 台肝门部胆管癌手术,其中 4 台联合做了门静脉切除吻合重建术,全都做到了根治性切除。

众所周知,攀登珠穆朗玛峰难度很大,在登顶之前,需要准备非常长的时间,但可供登顶的时间就那么几天,登顶的难度也非常大,能登顶的人也很少,做肝门部胆管癌手术就好比攀登珠穆朗玛峰,肝门部胆管癌术前准备复杂、手术窗口期短,能很好地完成肝门部胆管癌根治手术的医师也不多。从这个角度来说,将肝门部胆管癌手术比作攀登珠穆朗玛峰是准确的。

这一组病例来自笔者团队不同的诊疗小组,但诊疗流程是一致的,手术做到了同质化。下面对其中 5 个病例分别进行介绍。

病例 1

　　患者女性,36 岁,Bismuth-Corlette Ⅲb 型肝门部胆管癌,梗阻性黄疸。在外院行胆管塑料支架内引流减黄,术前总胆红素已降至 80μmol/L 以下。

　　本例患者肝右动脉来源于肠系膜上动脉(superior mesenteric artery,SMA),为替代性肝右动脉(right hepatic artery,RHA),属于利于手术的一种肝动脉变异。由于门静脉左支受到侵犯,左半肝缺血萎缩,左右半肝缺血萎缩线形成,左半肝体积变小,右半肝体积增大,无需三维重建,无需 PVE(图 2-2-1)。

【要点】

　　1. 由于患者于术前已在胆管放置塑料支架减黄,造成肝十二指肠韧带水肿,肝十二指肠上缘和肝十二指肠韧带之间炎性增生明显,给手术造成困难(图 2-2-2)。这也是我们反对给有手术机会的患者行鼻胆管引流和术前放置胆管支架的原因之一。

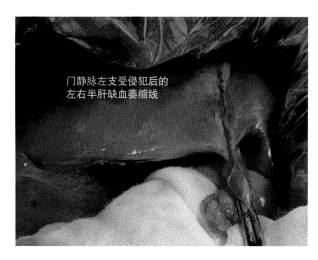

图 2-2-1　门静脉左支受到侵犯,左半肝缺血萎缩

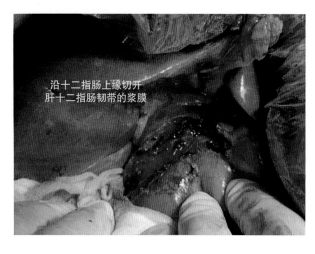

图 2-2-2　肝十二指肠韧带炎性增生

2. 由于替代性肝右动脉从 SMA 发出,因此在肝总动脉发出 GDA 后即可离断肝固有动脉(也可以认为是肝左动脉),其远端的肝动脉不必再做解剖,这样可以缩短手术时间(图 2-2-3)。

3. 肝右动脉的异位走行增加了副损伤的机会,应在术前阅片时就注意到这一变异。术中用左手在肝十二指肠韧带中寻找触摸肝动脉的搏动也有利于发现肝动脉各分支的位置及变异(图 2-2-4)。

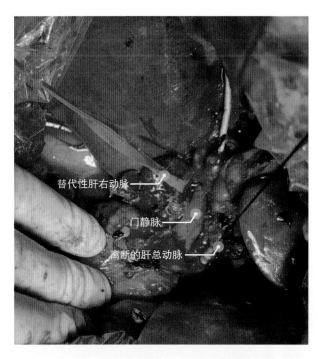

替代性肝右动脉

门静脉

离断的肝总动脉

图 2-2-3　肝十二指肠韧带脉络化

图中蓝色部分为胆管塑料支架。

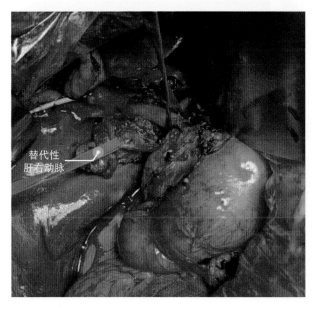

替代性
肝右动脉

图 2-2-4　替代性肝右动脉

4. 提前离断肝左动脉和胆管下端后可以直抵门静脉,给淋巴结的廓清带来很大方便(图 2-2-5)。

5. 由于门静脉的分叉部(左支为主)受到侵犯,因此需要行门静脉切除吻合重建术才有可能做到 R0 根治性切除以达到手术根治的目的(图 2-2-6)。

6. 受侵犯的门静脉两侧游离要充分,在较远处上门静脉阻断钳,给后期的血管吻合留有余地(图 2-2-7)。

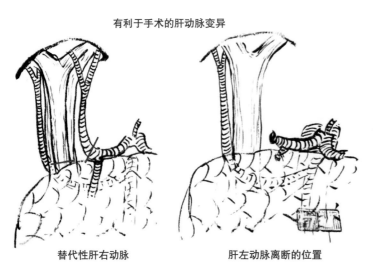

有利于手术的肝动脉变异

替代性肝右动脉　　　　　　　肝左动脉离断的位置

图 2-2-5　肝左动脉的离断位置

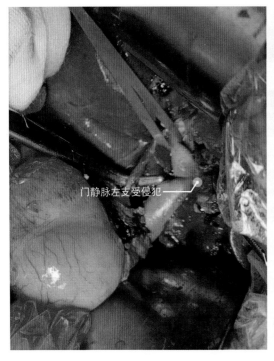

图 2-2-6　门静脉分叉部(左支为主)受侵犯

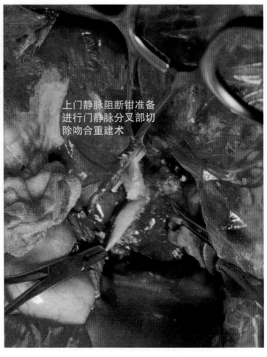

图 2-2-7　门静脉分叉部切除前准备

7. 右前、右后叶胆管分别插入红色尿管,胆管残端缝线悬吊便于后期胆肠吻合,且可避免在吻合过程中遗漏小的胆管(图 2-2-8),手术切除标本见图 2-2-9。

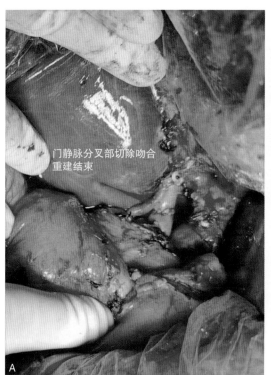

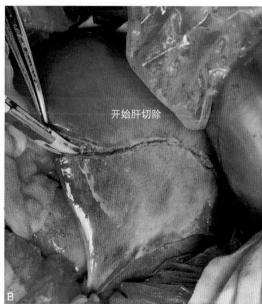

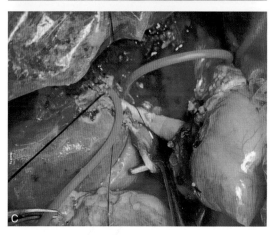

图 2-2-8　门静脉切除吻合重建

A. 肝十二指肠韧带骨骼化后门静脉都会显得壅长,切除 3cm 后进行吻合,吻合口张力并不高;B. 肝切除线向缺血侧适当调整可减少术中出血;C. 门静脉吻合重建完成,插入红色尿管标识胆管残端。

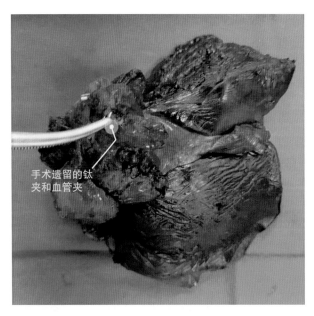

手术遗留的钛夹和血管夹

图 2-2-9 手术切除标本

病例 2

　　患者男性，45 岁，身高 165cm，体重 100kg（属于矮胖型），Bismuth-Corlette Ⅳa 型肝门部胆管癌。本病例属于少有的超高难度手术。

【难点】

　　1. 肿瘤侵犯周围组织，导致肝门部结构挛缩紊乱，格利森鞘短缩，周围结构包绕压迫，门静脉压升高，易出血。

　　2. 本病例的血管解剖很有特点，肝动脉有 5 个分支在肝外，给淋巴结的廓清增加了难度，切断了肝右前支动脉、右后支动脉，保留了肝左内叶动脉、左外叶肝 2 支动脉。第四肝门结构同样紊乱多变，门短静脉互相交织，并且变粗。结扎了 4 支互相交织的门短静脉才游离到预切除的门静脉分叉部，行门静脉左支 - 门静脉主干对端吻合。

　　3. 该患者的肿瘤主要位于格利森鞘肝门中央头侧，左右侧肝管均受浸润，并且侵犯肝右动脉和门静脉分叉部。考虑到肝右动脉已经被浸润，故手术切除右半肝。残留肝体积较小，为了减少术后肝组织缺血坏死、避免损失肝切缘组织功能，故没有对拢或缝合止血。肝切除过程细节要求高，出血很少。

　　手术过程详见图 2-2-10。

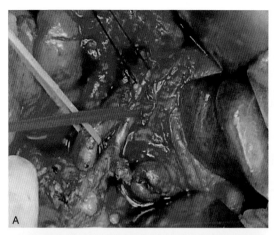

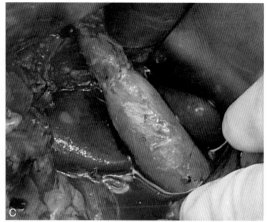

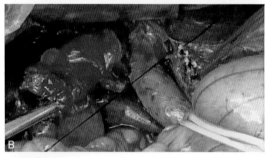

图2-2-10 Bismuth-Corlette Ⅳa型肝门部胆管癌病例手术过程

A. 用黑色丝线牵拉者为已结扎的肝右前动脉及肝右后动脉；B. 处理第四肝门，结扎、切断门短静脉；C. 完成门静脉左支与主干的吻合。

病例3

患者男性，53岁，Bismuth-Corlette Ⅲa型肝门部胆管癌，梗阻性黄疸。PTCD穿刺减黄3周后总胆红素由267μmol/L降至50μmol/L以下。

【要点】

由于本病例门静脉分叉部及右支受到侵犯，因此计划行联合右半肝切除术、门静脉分叉部切除术及门静脉左支与门静脉主干吻合重建术（图2-2-11）。

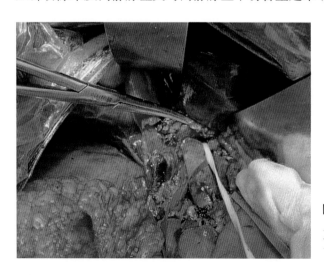

图2-2-11 门静脉分叉部及门静脉右支受侵犯

蓝色牵引带所牵拉的为门静脉主干，黄色牵引带所牵拉的为门静脉左支。

患者女性, 57 岁, Bismuth-Corlette Ⅳb 型肝门部胆管癌, 梗阻性黄疸。PTCD 穿刺减黄 1 个月后总胆红素由 485μmol/L 降至 80μmol/L 以下。

【要点】
考虑到本病例中门静脉分叉部及左支受到侵犯, 计划行联合左半肝切除术、门静脉分叉部切除术及门静脉右支与门静脉主干吻合重建术(图 2-2-12)。

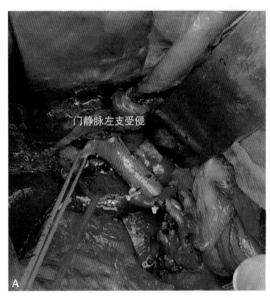
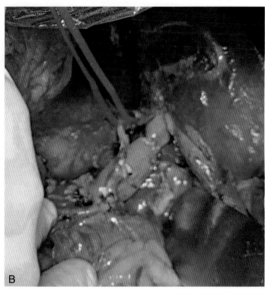

图 2-2-12　将受侵犯的门静脉分叉部及门静脉左支部分进行切除吻合重建

A. 门静脉分叉部及左支受到侵犯, 蓝色牵引带所牵拉的为门静脉右支; B. 完成门静脉右支与主干吻合重建术。

患者男性, 68 岁。门静脉无肿瘤侵犯, 故未行门静脉切除术, 但有少见的肝动脉变异(图 2-2-13)。

【要点】
如图 2-2-13 所示, 手套皮片牵拉者分别为肝总动脉、GDA 和肝右动脉, 三者和肝左动脉一起形成十字交汇(胃右动脉也从此处发出, 已离断), 没有肝固有动脉形成。这种变异对手术的难易程度影响不大, 但极易引起意外出血, 给手术带来不必要的麻烦。

从这一周的 6 台肝门部胆管癌手术中可以看出, 每台手术的难易程度不同, 手术策略各异, 肝动脉变异常见, 肝门部胆管癌侵犯门静脉分叉部也较为常见。

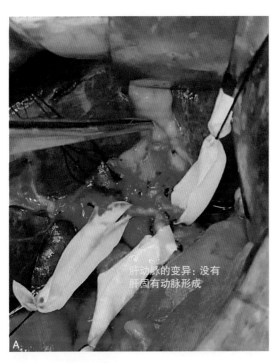

肝动脉的变异：没有
肝固有动脉形成

A.

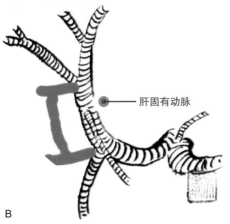

—肝固有动脉

B

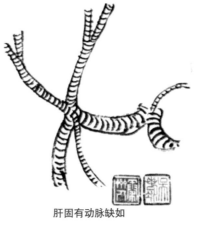

肝固有动脉缺如

图 2-2-13　肝动脉的分支异常

A. 手套皮片牵拉者自左向右分别□□总动脉、胃十二指肠动脉和肝右动脉，肝固有动脉缺
如；B. 本例病例肝动脉分支异□□□。

第三节　计划性肝切除理念指导下的肝门优先策略肝门部胆管癌根治性切除术

患者女性,58 岁,Bismuth-Corlette Ⅲa 型肝门部胆管癌,梗阻性黄疸(总胆红素为356μmol/L,直接胆红素为304μmol/L)。在计划性肝切除的理念指导下,采用肝门优先的手术策略行联合右半肝及全尾状叶切除的肝门部胆管癌根治性切除术。先行 PTCD 减黄,然后行右侧门静脉栓塞(PVE),历经 1 个半月,终于修成正果,完成根治性切除手术。影像学检查详见图 2-3-1。

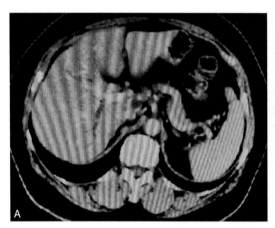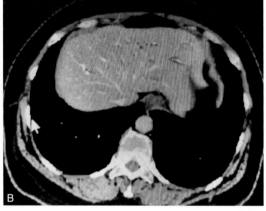

图 2-3-1　Bismuth-Corlette Ⅲa 型肝门部胆管癌术前影像学资料

A. 肿瘤累及右肝管;B. 肝静脉为多分支型,优势肝静脉不明显,这种肝静脉分型有利于肝切除。

【术前准备】

预计本病例在右半肝切除后,预留肝(左半肝)体积处于临界状态(40%)(图 2-3-2),且患者体重较重(残余肝体积的体重比也是要考虑的重要方面),为了手术安全,先行 PVE(图 2-3-3)。PVE 后半月余复查 CT 可见右半肝萎缩明显(图 2-3-4A),预留肝(左半肝)比例明显增加,同时患者体重下降。数据提示,预留肝体积比和占体重比增加,但预留肝净体积增加不明显(图 2-3-4B)。距离预手术时间尚有 1 周时间,预留肝体积还会进一步增大。

【手术过程】

1. 肝十二指肠韧带淋巴结廓清　十二指肠第一段下移后,在胆总管进入胰腺处离断胆总管,有时为保证切缘阴性,需进一步向下游离胆总管胰腺段(图 2-3-5)。

2. 处理第一肝门　此患者门静脉有变异,门静脉在肝门部为三分叉,未形成门静脉右支。显露门静脉三分叉处,离断门静脉右前、右后支,完成肝门优先策略的第一步——处理第一肝门（图 2-3-6）。

3. 处理第四肝门　也就是处理门短静脉支,本病例的手术难点为:该患者需要处理的门短静脉多达 7 支,只有仔细操作,耐心解剖,一一结扎处理,才不致于引起意外出血,导致术野不清,影响手术进程和速度（图 2-3-7）。

4. 处理第三肝门　处理完第四肝门后接着处理第三肝门。处理第三肝门就是离断肝短静脉,将尾状叶从下腔静脉游离出来（图 2-3-8）。须注意有时会有比较粗大的右后下静脉,应妥善处理。在这一步同时要离断下腔静脉韧带,以便于后续肝右静脉的显露。下腔静脉韧带离断后应妥善结扎,以防意外出血,同时还要注意右侧肾上腺的止血。

5. 处理第二肝门　这一步主要是离断切除侧肝脏在第二肝门的出肝血流（图 2-3-9）。

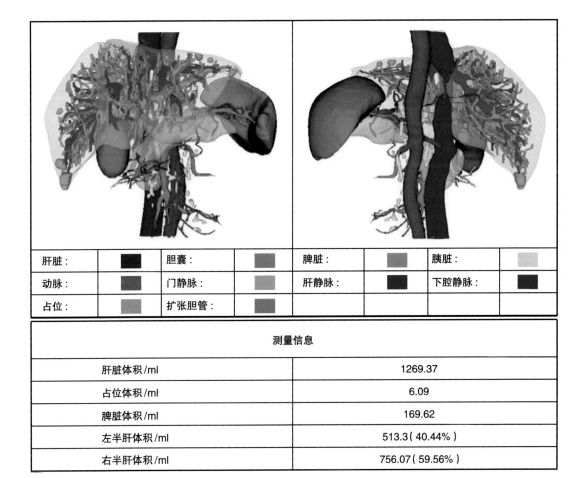

肝脏:	▨	胆囊:	▨	脾脏:	▨	胰脏:	▨
动脉:	▨	门静脉:	▨	肝静脉:	▨	下腔静脉:	▨
占位:	▨	扩张胆管:	▨				

测量信息	
肝脏体积/ml	1269.37
占位体积/ml	6.09
脾脏体积/ml	169.62
左半肝体积/ml	513.3（40.44%）
右半肝体积/ml	756.07（59.56%）

图 2-3-2　术前三维重建肝脏体积测定

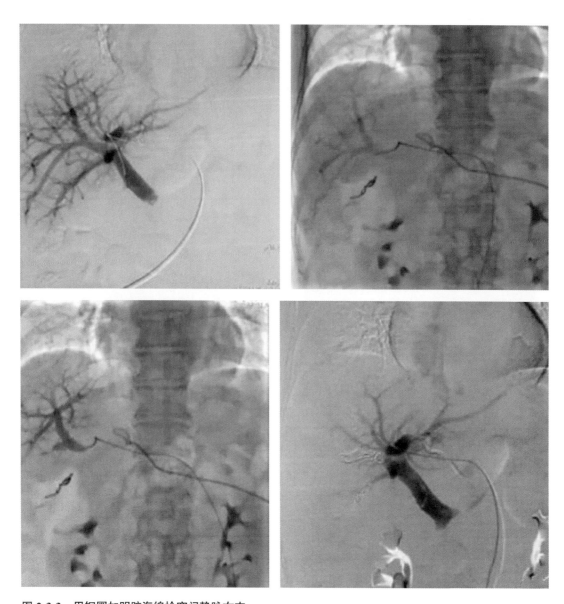

图 2-3-3　用钢圈加明胶海绵栓塞门静脉右支

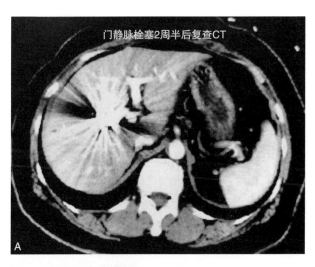

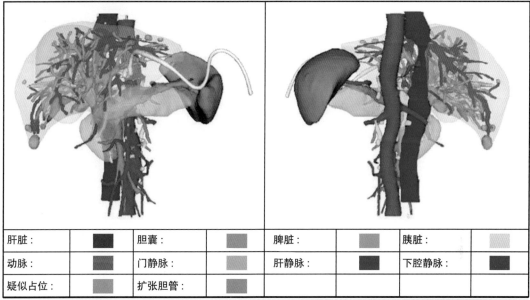

肝脏：	▨	胆囊：	▨	脾脏：	▨	胰脏：	▨
动脉：	▨	门静脉：	▨	肝静脉：	▨	下腔静脉：	▨
疑似占位：	▨	扩张胆管：	▨				

测量信息	
肝脏体积/ml	1030.77
疑似占位体积/ml	1.98
脾脏体积/ml	144.66
左半肝体积/ml	526.07（51.04%）
右半肝体积/ml	504.69（48.96%）

B

图 2-3-4　门静脉栓塞（PVE）后半月余复查 CT

A. CT 显示患者右半肝萎缩明显；B. PVE 后半月余，复查肝脏增强 CT 并进行三维重建。

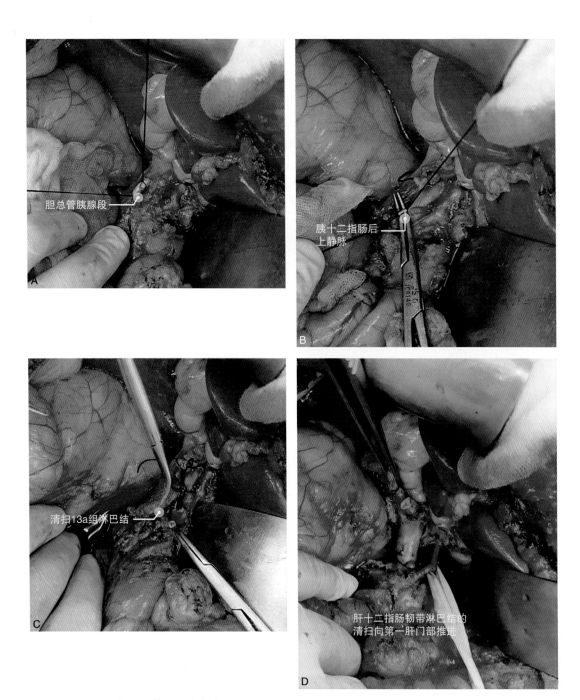

图中文字标注：
- 胆总管胰腺段（A图）
- 胰十二指肠后上静脉（B图）
- 清扫13a组淋巴结（C图）
- 肝十二指肠韧带淋巴结的清扫向第一肝门部推进（D图）

图 2-3-5 肝十二指肠韧带淋巴结廓清

A. 结扎胆总管胰腺段；B. 胰十二指肠后上静脉是门静脉廓清下缘的解剖标志；C. 13a组淋巴结滋养血管从胰腺组织发出，应注意结扎止血；D. 肝门部胆管癌手术淋巴结的清扫自下而上，从肝十二指肠韧带的下缘向上推进到第一肝门。

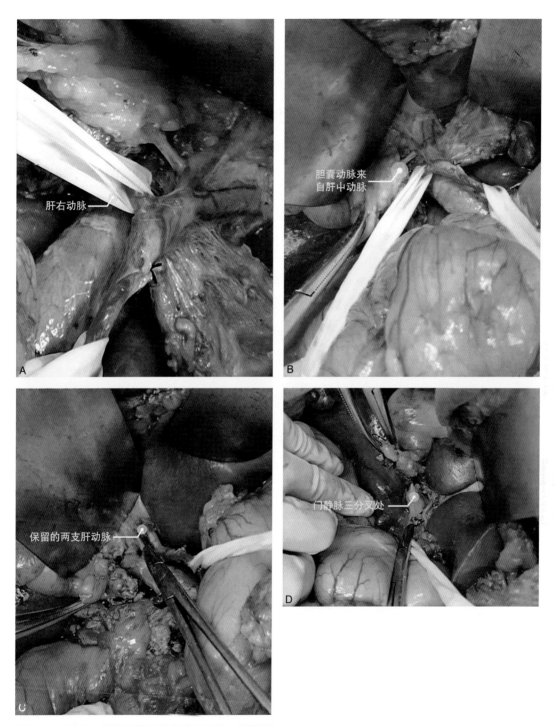

图 2-3-6 肝十二指肠韧带骨骼化清扫至第一肝门部

A. 悬吊肝右动脉；B. 向肝门部清扫肝中动脉、肝左动脉；C. 离断肝右动脉；D. 门静脉三分叉变异。

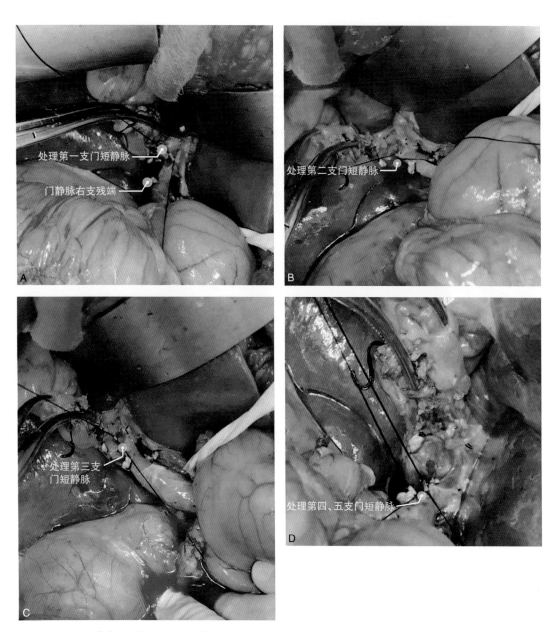

图 2-3-7 分别游离、结扎、处理门短静脉

A. 处理第一支门短静脉；B. 处理第二支门短静脉；C. 处理第三支门短静脉；D. 处理第四、五支门短静脉。

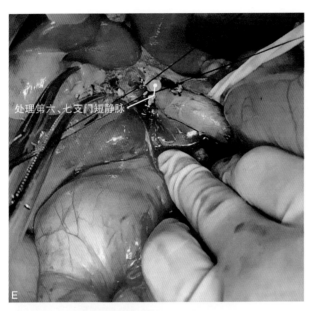

图 2-3-7 分别游离、结扎、处理门短静脉（续）

E. 逐支先结扎，后切断处理第六、第七支门短静脉。

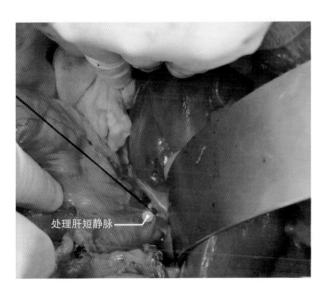

图 2-3-8 处理第三肝门

显露和结扎肝短静脉，其位置深在，术野的暴露很重要。

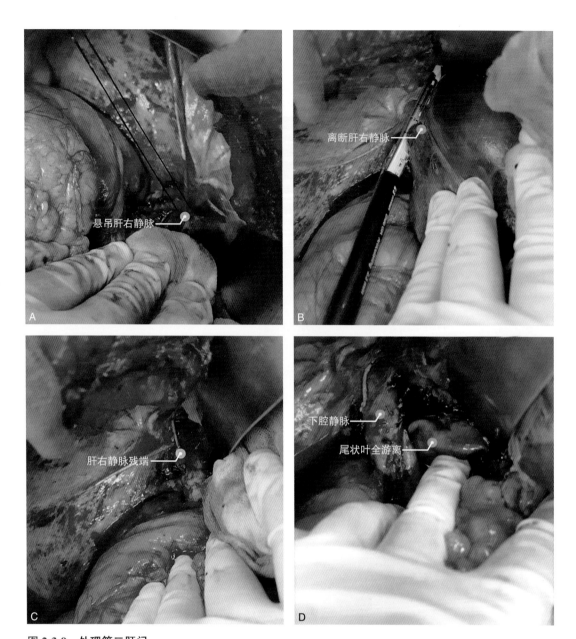

图 2-3-9 处理第二肝门

A. 解剖第二肝门,显露肝右静脉、肝中静脉及肝左静脉,分离出肝右静脉,并加以带线悬吊;B. 用直线切割吻合器离断肝右静脉;C. 肝右静脉残端;D. 第一、第四、第三、第二肝门处理完成。

　　经过对第一、第四、第三、第二肝门的依次处理,切除侧肝脏的进出肝血流均已阻断,右半肝缺血,左右半肝分界清晰可见(图 2-3-10),后续就可以轻松地进行无出血化肝切除。这就是肝门优先的手术策略。

　　6. 肝切除　理论上讲,在行右半肝切除时,切除部分肝 4b 段有利于后续胆肠吻合,但此患者并未切除部分肝 4b 段,原因是患者的残留肝净体积较小,在手术便利性和手术安全性之间,应该首先考虑手术安全性,尽量多地保留肝组织,保护肝功能(见图 1-3-14)。

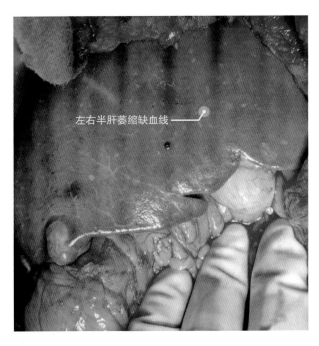

图 2-3-10　经过肝门优先处理后,左右半肝
分界清晰

左半肝萎缩缺血线

右半肝切除完成,悬吊左肝管残端,术野干净,基本做到了无出血化肝切除(图 2-3-11)。术后应仔细检查肝切除标本,查看 PVE 所用钢圈有无遗漏,是否连同标本一起切除(图 2-3-12)。

【总结】

需要行大范围肝切除治疗的肝门部胆管癌手术,笔者团队采用肝门优先的手术策略。这里所说的肝门并不是特指第一肝门,而是指四个肝门;这里说的优先也不是指在手术一开始就在第一肝门,肿瘤部位胡乱解剖,而是指在行肝切除之前有顺序、有步骤地依次处理第一、第四、第三、第二肝门,让后续的肝切除能够无出血化。

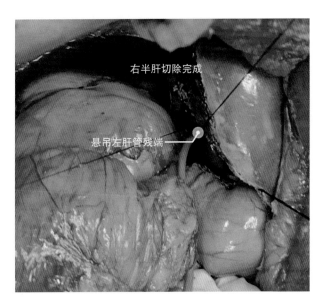

右半肝切除完成

悬吊左肝管残端

图 2-3-11　悬吊左肝管残端

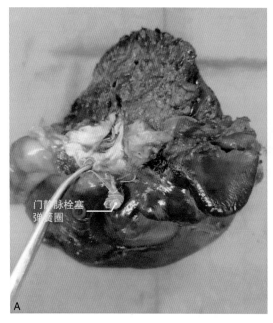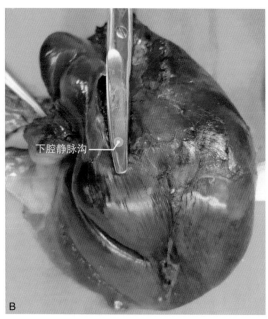

门静脉栓塞
弹簧圈

下腔静脉沟

图 2-3-12　术后检查切除的标本

A. 可见门静脉栓塞（PVE）所用的弹簧圈；B. 肝标本可见下腔静脉沟。

第四节　计划不如变化，偏离计划的
肝门部胆管癌根治性切除术

患者男性，57 岁，Bismuth-Corlette Ⅲb 型肝门部胆管癌。按计划拟行左半肝联合尾状叶切除术，术前右半肝体积 58%，未行 PVE。影像学检查结果详见图 2-4-1。

【难点】

术中所见该病例是右半肝明显萎缩（原因不明），左内叶增大（图 2-4-2）。这样的局面让我们原本的手术计划变得尴尬，这时候，可供选择的手术方案有两种：①扩大的右半肝切除或右三叶切除。但左内叶肝脏是增大的，占有左半肝的优势肝体积，如果选择这种方案，余肝显然不够，术后还要面临肝衰竭的风险。②围肝门切除。这样做损失的肝脏少，但手术难度更大，胆肠吻合困难。但从安全的角度出发，还是选择围肝门切除更为有益（图 2-4-3）。

【要点】

1. 从该病例可以看出，如果按照原计划提前离断肝动脉分支对后期的手术计划变动是有风险的，这也是一个可以吸取的经验。此患者门静脉为三分叉型，门静脉横部较长，没有门静脉右支形成（图 2-4-4）。

2. 此患者围肝门切除的范围其实就是切除增大的肝 4b 段（图 2-4-5），在保证尾状叶肝管切缘阴性的情况下保留尾状叶肝脏。要考虑到此病例萎缩的右半肝有可能只是空有其体积（表）而已，其功能可能已经受损，这时候要最大范围地保证剩余肝体积。

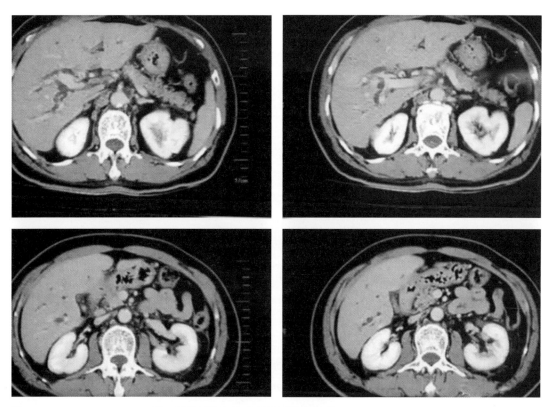

图 2-4-1　**Bismuth-Corlette Ⅲb 型肝门部胆管癌术前影像学资料**

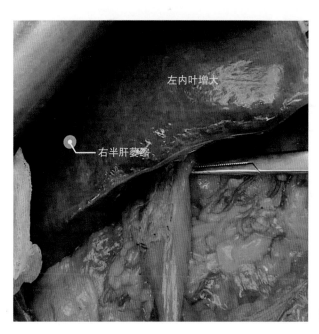

左内叶增大

右半肝萎缩

图 2-4-2　术中见右半肝萎缩,左内叶增大

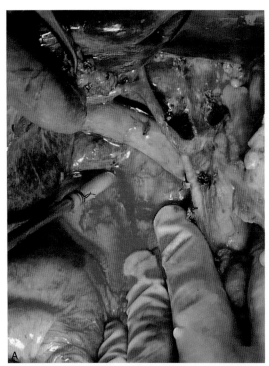
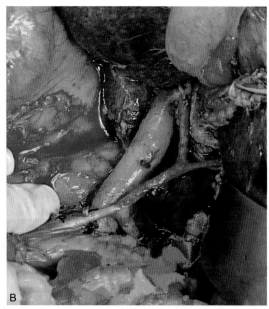

图 2-4-3　肝十二指肠韧带淋巴结廓清后,保留肝右动脉及肝左动脉,准备进行围肝门切除

A. 右视图；B. 左视图。

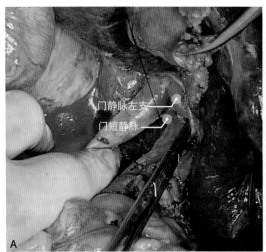

门静脉左支
门短静脉

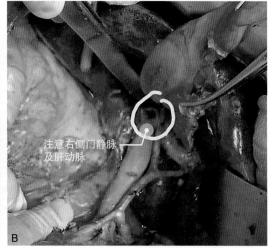

注意右侧门静脉
及肝动脉

图 2-4-4　门静脉为三分叉型,门静脉横部较长,没有门静脉右支形成

A. 门静脉左支在肝门部左侧横行,形成门静脉横部；B. 右侧门静脉右前支和右后支分离,没有形成门静脉右支。

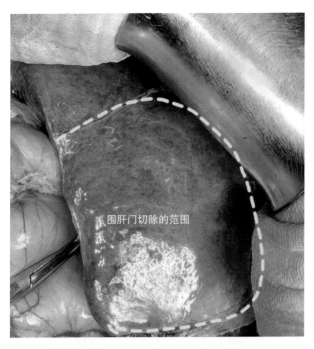

图 2-4-5　本病例围肝门切除的范围

3. 胆管开口很多（图 2-4-6），将会使后期的胆肠吻合变得十分困难。这也是笔者团队很少做围肝门切除术的原因之一。但计划赶不上变化，有时候还需要根据术中情况灵活改变手术策略。

【总结】

通过这个病例我们可以看到肝门部胆管癌手术不但有其复杂性，而且具有不确定性，手术能不能顺利进行是对一个外科医师术中决断能力的考验，这种能力就是所谓的经验，做多了自然就有了。

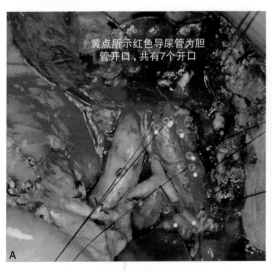

图 2-4-6　围肝门切除术后的胆管开口

A. 左视图；B. 右视图。

第五节　一台肝门部胆管癌手术的临机决断

患者男性,61 岁,肝门部胆管癌,梗阻性黄疸。经双侧 PTCD 穿刺引流,口服胆汁 1 个半月,胆红素由大于 400μmol/L 降至 50μmol/L 以下。影像学检查见图 2-5-1。术前影像学检查提示肿瘤浸润的范围比较大:下端已超过胆囊管汇合部,到达胆总管;上端则左右肝管均已侵犯,但均未到达二级胆管分叉部;门静脉分叉部受侵。通常最容易受侵犯的肝右动脉由于异位走行并没有受到侵犯。此患者肝右动脉从肠系膜上动脉起源,属替代性肝右动脉。术前三维重建肝体积测量结果显示,左半肝体积为 622ml,占全肝体积的 40%,为临界状态(图 2-5-2)。

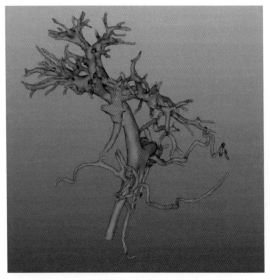 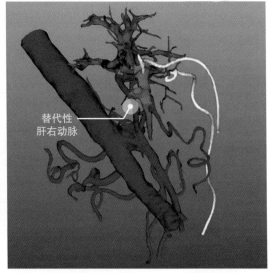

图 2-5-1　肝门部胆管癌术前三维重建效果

肝脏体积/ml	1543.77
占位体积/ml	5.68
脾脏体积/ml	158.67
左半肝体积/ml	622.33(40.31%)
右半肝体积/ml	921.44(59.69%)
左内叶体积/ml	238.55(15.45%)
右前叶体积/ml	496.86(32.18%)

图 2-5-2　术前肝体积测量

【难点】

通常这种类型的肝门部胆管癌非常容易侵犯肝右动脉,从肿瘤学角度考虑,一般以联合右半肝切除术为宜。但此患者为替代性肝右动脉(图 2-5-3A),术前可以明确此替代性肝右动脉离肿瘤较远,未受侵犯。此患者如行右半肝及全尾状叶切除术则残余的左半肝体积处于临界状态,手术风险较大,那么比较理想的手术方式应该是行联合左半肝及全尾状叶切除的肝门部胆管癌根治术,采用这种手术方案则不需要行右半肝的 PVE,降低了由于 PVE 术后继续等待预留肝体积增大而导致肿瘤进展的风险。按照拟切除左半肝的思路,在手术一开始就可以直接从肝总动脉发出 GDA 后的部位将肝左动脉结扎切断,从而节省骨骼化肝左动脉的时间,此时只要保护好异位走行的肝右动脉(变异也是容易发生损伤的因素),就可以快速完成肝十二指肠韧带淋巴结的清扫。但事实上,肝门部胆管癌的手术有其复杂性,能否按照术前预想的手术方案完成手术还得取决于手术中的具体情况。肝门部胆管癌手术往往有一个较长时间的边清扫边探查的过程,经常在手术进行了两三个小时后才能最后决定手术方式及肝切除的范围。

术前的规划固然是好的,但大量肝门部胆管癌的手术经验告诉我们,虽然提前离断肝左动脉再进行肝十二指肠韧带淋巴结的廓清有利于手术的快速推进,但手术推进到达肝门部时往往会有一些变数,要是提前离断了重要血管,万一肝门部肿瘤无法切除,就没有了退路。此患者手术当中的情况就很能说明这一问题。术中我们仍然还是稳扎稳打,由下至上地进行肝十二指肠韧带淋巴结的廓清,保护好肝动脉,并进行骨骼化处理。当手术进行到门静脉分叉部时,发现肿瘤对门静脉分叉部前壁有侵犯(图 2-5-3B),并侵及门静脉左支,由于侵犯的范围比较局限,只做了门静脉壁的局部切除修补就渡过了第一个难关,这时基本认定切除左半肝是可行的,便离断了门静脉左支。但在随后解剖右肝门的过程中发现,门静脉右支被肿瘤侵犯的范围更大,并且无法分出足够的长度用于门静脉的切除吻合重建,这就让行门静脉右支切除吻合重建并保留右半肝的手术规划无法实现了。在这种情况下,我们必须对手术方向进行调整。根据我们的手术经验,综合患者肝脏质地及淤胆情况考虑,预留的左半肝残留肝体积虽然处于临界状态,但残留肝的功能还是比较好的。从肿瘤学和手术治疗的根治性考虑,我们决定改行右半肝及右尾状叶切除术(保留左尾状叶),为了确保残余肝体积,也没有再常规行肝 4b 段的切除。虽然切除肝 4b 段有利于胆肠吻合,但在这种情况下,优先考虑的是剩余肝体积、手术的安全性及术后能否顺利恢复,而非手术的便利性。随后我们做了门静脉左支与门静脉主干的吻合重建(图 2-5-3C),切除了右半肝及右尾状叶(图 2-5-3D),达到了无接触和整块切除肿瘤的目的(图 2-5-3E、F)。这种根据术中发现调整手术方案的临机决断得益于大量的手术经验,也得益于在手术前期我们保留了肝左动脉。如果在手术一开始就离断了肝左动脉,那么在手术后期再行门静脉和肝动脉双重吻合,手术的风险会大大增加,非常不利于术后的恢复,毕竟肝动脉吻合的风险更多、难度更大。

【要点】

术后我们重新用量杯测量了切除部分的肝体积,大概为 500ml,这和三维重建提供的数据(921ml)有较大的出入,这一点也提示我们,再先进的影像学技术都需要和术者的手术经验结合在一起应用。

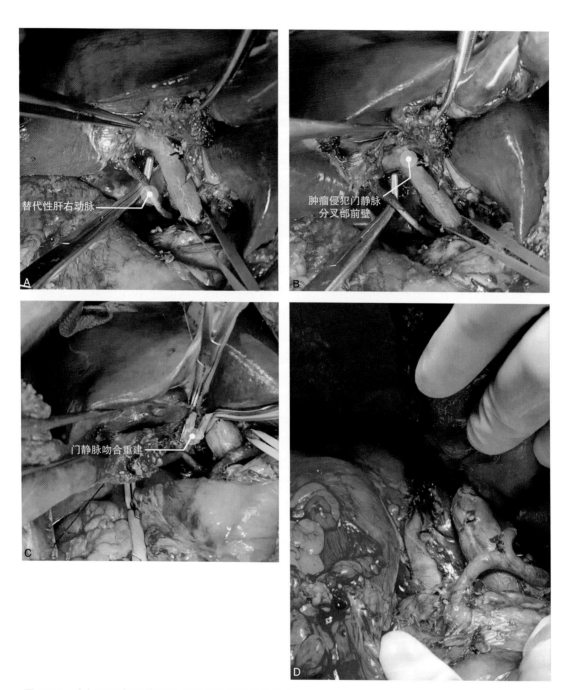

替代性肝右动脉

肿瘤侵犯门静脉
分叉部前壁

门静脉吻合重建

图 2-5-3　本例肝门部胆管癌手术要点及术后标本检查

A. 替代性肝右动脉；B. 肿瘤侵犯门静脉分叉部前壁；C. 门静脉左支和门静脉主干的吻合重建；D. 切除右半肝后的术野。

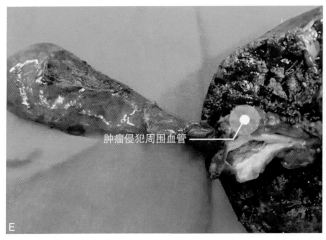
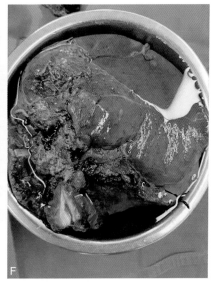

图 2-5-3　本例肝门部胆管癌手术要点及术后标本检查（续）

E. 手术切除标本见肿瘤侵犯周围血管；F. 重新用量杯测定切除部分的肝体积。

第六节　肿瘤在左边，为何切右边？
——左侧肝门部胆管癌行扩大右半肝切除术

　　患者女性，65 岁，Bismuth-Corlette Ⅲb 型肝门部胆管癌。此病例按理说应该行联合左半肝及全尾状叶切除的肝门部胆管癌根治性切除术比较合理、方便。但此患者右半肝萎缩至只占全肝体积的 39%，预切除病灶侧左半肝占全肝体积的 61%。右半肝为病理性萎缩，显然无法通过 PVE 使其增大。对于这样的患者还有手术机会吗？该如何决策？

　　术前影像学检查显示右半肝萎缩，CT 三维重建比增强 CT 看更为直观，可见肿瘤下达胰腺上缘，上至近门静脉矢状部，肝动脉右支从肿瘤前方通过，给手术造成一定的困难。三维图像去除右半肝后显示肿瘤位于左半肝，去除左半肝后可以清楚地显示肿瘤和右半肝没有关系，也就是说此病例行左半肝切除可以切净肿瘤（图 2-6-1、图 2-6-2）。

　　【难点】

　　目前的困境是患者右半肝病理性萎缩，保留右半肝显然是不可行的。结合肝动脉血管三维影像（图 2-6-3）可以还原本病例肝动脉解剖关系（图 2-6-4）：LHA 从肝总动脉发出，继续前行后分出 GDA 和 RHA；RHA 走行在肿瘤前方，RHA 和 LHA 相分离，且相距较远，LHA 无论在肝外还是在入肝处都远离肿瘤。基于这种肝动脉走行的解剖变异，我们可以设想如图 2-6-5 的手术方案。

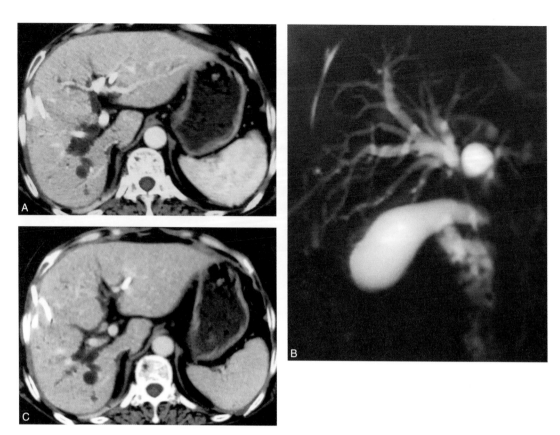

图 2-6-1　Bismuth-Corlette Ⅲb 型肝门部胆管癌术前增强 CT 检查

A. 矢状部平面见左肝管管壁强化；B. MRCP 显示水成像胆管缺损部从胰腺上缘至左肝管开口处；C. 门静脉分叉部胆管呈结节状强化。

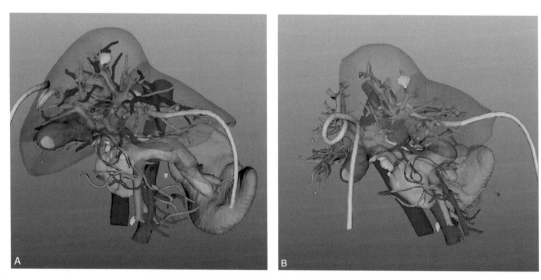

图 2-6-2　Bismuth-Corlette Ⅲb 型肝门部胆管癌术前 CT 三维重建

A. 右半肝萎缩；B. 去除右半肝后显示肿瘤位于左半肝。

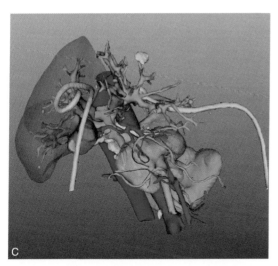

图 2-6-2　**Bismuth-Corlette Ⅲb 型肝门部胆管癌术前 CT 三维重建（续）**

C. 左半肝模拟切除结果。

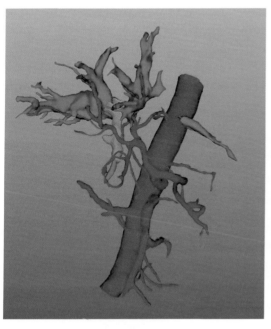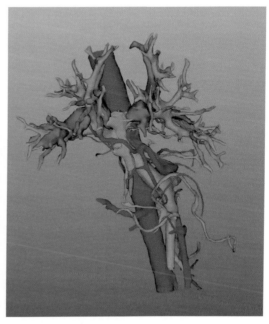

图 2-6-3　肝动脉血管三维影像

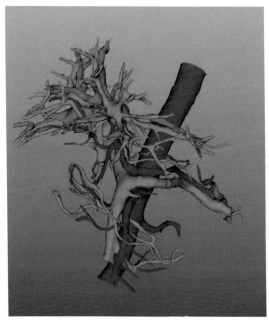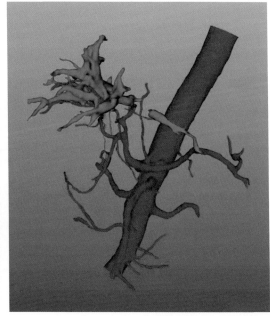

图 2-6-3　肝动脉血管三维影像（续）

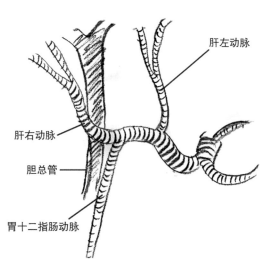

图 2-6-4　肝左动脉从肝总动脉发出

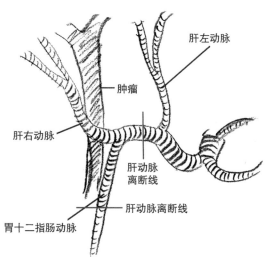

图 2-6-5　本病例术前规划的肝动脉离断线

【要点】

本病例由于 LHA 和 RHA 相分离，且相距较远，LHA 无论在肝外还是在入肝处都远离肿瘤，门静脉左支受肿瘤侵犯不明显，故可以考虑行扩大右半肝联合尾状叶切除的肝门部胆管癌切除术。将肝总动脉从肝左动脉右侧离断，并联合 GDA 的离断（见图 2-6-5）。手术过程见图 2-6-6。

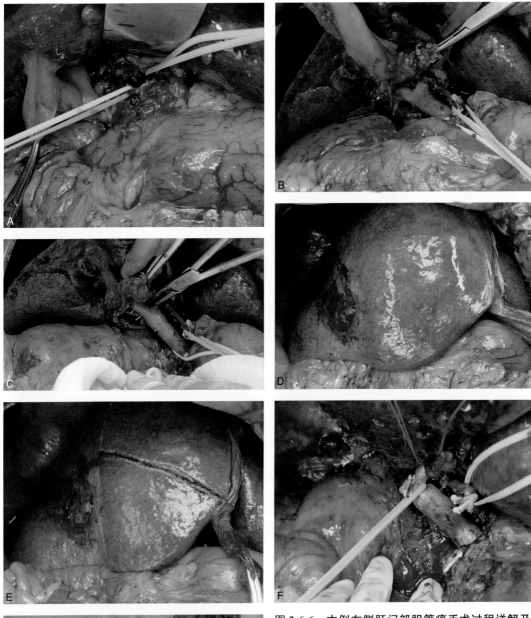

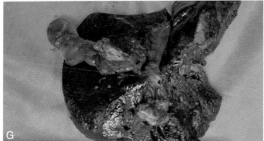

图 2-6-6 本例左侧肝门部胆管癌手术过程详解及术后标本检查

A. 蓝色吊带所牵拉的是肝左动脉,黄色吊带牵拉的是肝右动脉;B. 右侧肝动脉与胃十二指肠动脉(GDA)已离断,游离门静脉分叉部,门静脉左支和肿瘤已分开,无肿瘤侵犯;C. 预离断门静脉右支;D. 右半肝萎缩清晰可见,淤胆肝坚硬如石,萎缩了的右半肝质地更硬;E. 沿着肝萎缩线标记肝切除线,在右半肝切除的基础上扩大切除肝 4b 段;F. 肝切除完成;G. 标本可见剖开的肿瘤断面,下方肿瘤为转移了的 8p 组淋巴结。

【总结】

通过前一个病例所体现的术中临机决断和这个病例的术前设计,我们可以看出,肝门部胆管癌确有其复杂性,也无法用一种方法或固有的手术方案完成某一类型肝门部胆管癌的所有手术。术前仔细阅片、巧妙地设计手术方案,做到胸有成竹,可以将不可能完成的手术得以完成,还可以加快手术速度,达到事半功倍的效果。

第七节　无需联合肝切除的Ⅱ型肝门部胆管癌根治术

【病例介绍】

患者男性,70岁,Bismuth-Corlette Ⅱ型肝门部胆管癌。

【要点】

由于左右肝管分叉部的位置有高有低,在分叉部距离进入肝脏实质较远的情况下,Ⅰ型和Ⅱ型肝门部胆管癌及胆囊颈管癌有时无需联合肝切除,只单纯行肝外胆管切除联合区域淋巴结清扫即可达到根治性切除的目的。肝十二指肠韧带及后腹膜淋巴结的清扫是胆管恶性肿瘤根治手术的必有步骤,如果没有淋巴结清扫,也就谈不上根治性切除。单纯肝外胆管切除术的肝十二指肠韧带淋巴结清扫步骤见图2-7-1。

Ⅱ型肝门部胆管癌在临床上并不多见。本病例患者男性,70岁,肝外胆管肿瘤上达左右肝管分叉部,下至胰腺上缘,上肝下胰,顶天立地(图2-7-2)。根据这种情况,可能需行肝胰十二指肠切除术才能够达到根治性切除的目的。由于肿瘤上缘刚好侵犯到左右肝管分叉部,而肝侧手术的范围取决于左右肝管分叉部位置的高低,一般仅凭术前CT和MRI很难判断左右肝管分叉部是位于肝内,亦或是位于肝外。因此,对于仅仅侵犯至左右肝管分叉部的胆管肿瘤,需要在术中探查后才能够决定是否需要联合肝切除。假如左右肝管分叉部位置较高,位于肝实质内,则需要联合肝切除,如果分叉的位置比较低,距离肝实质还有一定的距离,且能保证上切缘阴性,则无需联合肝切除。此患者在肝外获得了阴性上切缘,在胰腺实质内又获得了阴性下切缘(图2-7-3)。经过术中正确决策,将一台可能需行肝胰十二指肠切除术的病例变成了肝外胆管切除术+肝十二指肠韧带淋巴结廓清术+胆肠吻合术。在保证疗效的前提下,用相对较小的手术让患者获得了临床治愈的机会,降低了手术风险。

【难点】

1. 做扩大的手术,还是做缩小的手术? 我们的答案是做合适的手术、能让患者获益的手术。做大求彻底,做小求安全,都不是科学的抉择。

图2-7-4清晰地展示了此病例完成肝十二指肠韧带廓清后的“六至”,也就是上、下、左、右、前、后廓清所到达的范围,也完整地显示了肝动脉系统骨骼化后的情况,就像雕琢出来的一样,胆道外科的艺术性就在于此,胆道外科是需要想象力的。

2. 此患者如行扩大的手术(图2-7-5),则需要行胰十二指肠并联合半肝切除,但扩大的手术未必能让此70岁的患者获益,而手术的风险却大为增加。

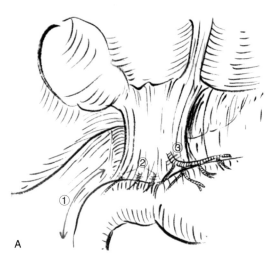

① —切开十二指肠降部外侧腹膜；② —离断十二指肠韧带与十二指肠第一部之间的血管；③ —离断胃右动脉。

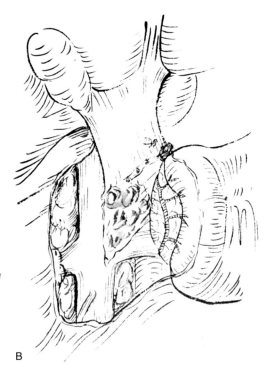

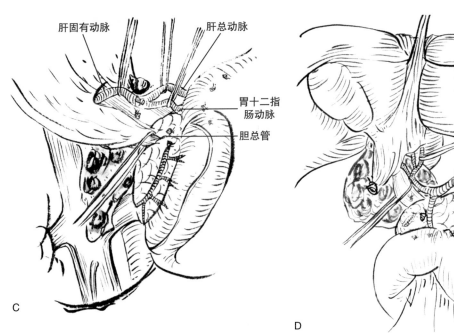

肝固有动脉　肝总动脉

胃十二指肠动脉

胆总管

图 2-7-1　单纯肝外胆管切除术的肝十二指肠韧带淋巴结清扫步骤示意

A. 结扎胃右动脉，离断、廓清 5 组淋巴结；B. Kocher 切口，廓清胰头后方淋巴结；C. 剥离胆总管胰腺段并离断；D. 结扎、离断胃右静脉及胰十二指肠后上静脉，骨骼化门静脉。

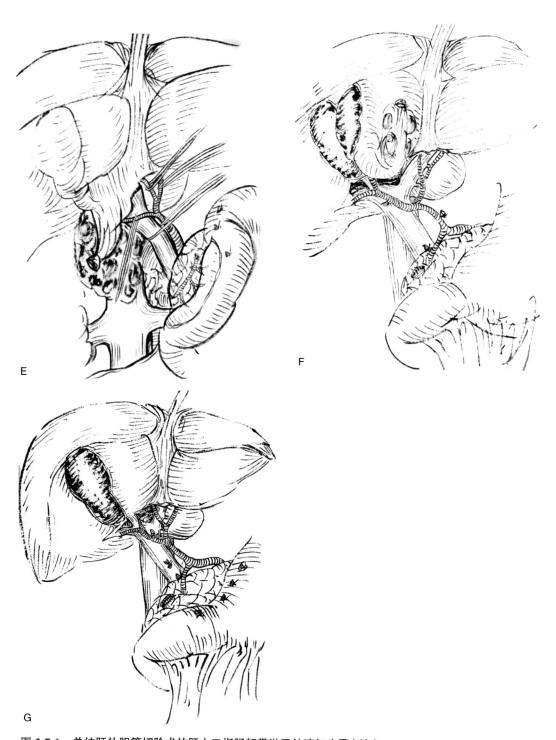

E

F

G

图 2-7-1 单纯肝外胆管切除术的肝十二指肠韧带淋巴结清扫步骤（续）

E. 显露悬吊肝右动脉；F. 完成肝右动脉周围淋巴脂肪组织廓清，骨骼化肝动脉；G. 离断胆管上端，完成肝十二指肠韧带淋巴清扫。

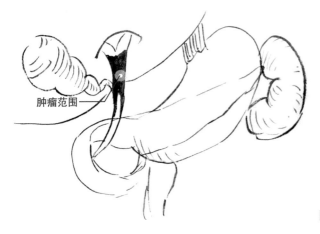

肿瘤范围

图 2-7-2　本病例肿瘤浸润范围示意

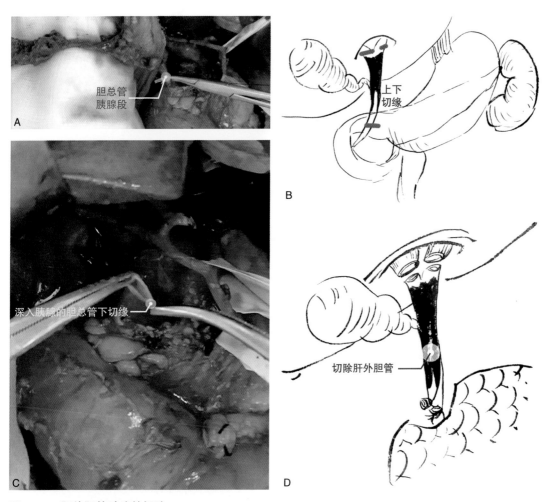

胆总管
胰腺段

A

上下
切缘

B

深入胰腺的胆总管下切缘

C

切除肝外胆管

D

图 2-7-3　肝外胆管肿瘤的切除

A. 剥离出胆总管胰腺段；B. 上下切缘示意；C. 从胰腺组织中剥离出胆总管下段，并离断；D. 切除肝外胆管示意。

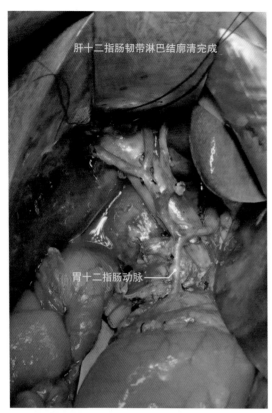

图 2-7-4　本例根治性切除手术完成

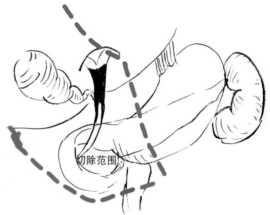

图 2-7-5　肝胰十二指肠切除术（HPD）的切除范围示意

第八节　2 例肝门部胆管癌手术的特殊选择
——根据患者的实际情况选择适合患者的手术方式

　　笔者团队在肝门部胆管癌的手术治疗中一般选择联合大范围肝切除的方法以求手术根治。最常用的 6 种式式是左半肝切除、右半肝切除、扩大左半肝切除、扩大右半肝切除、左三肝切除及右三肝切除，并且都需要联合全尾状叶切除。这样大范围的肝切除，如果术前没有充分的准备，残肝体积及功能占比不够大，则术后恢复困难，发生肝衰竭的可能性会显著增加。另外，还有一部分患者甚至需要做肝胰十二指肠切除这样的极限手术才能达到根治的目的，这么大的手术，大部分患者和家属都是难以接受的，特别是对于高龄患者，既要满足患者看病的需求，又要保证手术的安全性，还不能让患者由于对手术方案的顾虑而放弃手术治疗，这就需要根据患者的实际情况选择更为稳妥的手术方案。

　　下面这两个患者是同时住院，又是同一天做的手术，我们用这两个患者手术方式的选择来说明患者的实际情况和家属意愿对手术方式选择的影响。

　　患者女性,70 岁,Bismuth-Corlette Ⅵb 型肝门部胆管癌。肿瘤向下浸润性生长至胆总管胰腺段,胆囊管受侵,向上则侵及左侧 2 级胆管。影像学检查见图 2-8-1。

【要点】

　　1. 此患者最为理想的术式是联合左半肝及全尾状叶切除的肝胰十二指肠切除术(hepatopancreaticodudenectomy, HPD),切除范围如图 2-8-2 所示。

　　但患者年已古稀,家属一听说要做这么大的手术,第一反应就是放弃手术不治了,不用说肝胰十二指肠切除术,就是单纯的半肝切除术家属也不想接受。经仔细研判影像学资料,笔者团队认为在不做大范围肝切除(可能的情况是行围肝门切除)、不做胰十二指肠切除的情况下,仍有获得手术根治的可能性,家属这才愿意尝试手术治疗。

　　术前规划本例手术切除范围如图 2-8-3。实际手术按照规划完成得较为理想:从胰腺组织里分出了胆总管下端,并且切缘可以保证为阴性(图 2-8-4)。此患者肝门部胆管在肝

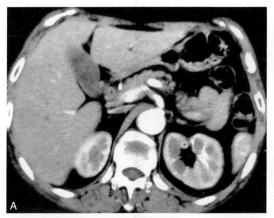
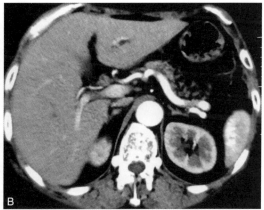
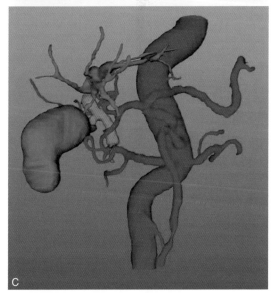

图 2-8-1　Bismuth-Corlette Ⅵb 型肝门部胆管癌病例术前影像学资料

A、B. 增强 CT 显示肿瘤向下浸润性生长至胆总管胰腺段;C. CT 三维重建图像中橘黄色所示为肿瘤。

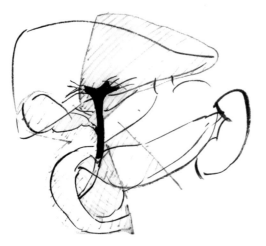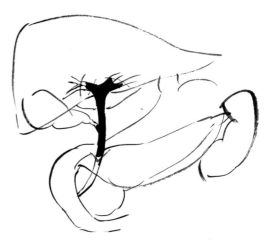

图 2-8-2　本病例肿瘤生长范围及理想手术切除范围示意

图 2-8-3　术前规划手术切除范围

黑色为肿瘤生长的范围;红色区域为理想手术切除范围。

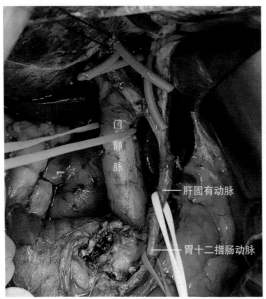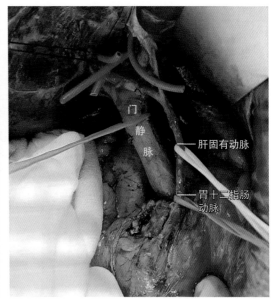

图 2-8-4　胆管上、下切缘,门静脉及肝动脉骨骼化廓清均较为理想

外汇合的位置较低,B4 和 B2+3 在肝外汇合,在没有切肝的情况下上切缘肉眼阴性。经整形 B2+3、B4、B5+8、B6+7 后行胆肠吻合,吻合口径较大,未放 T 管,术后保留 PTCD 引流管。

2. 如图 2-8-5 所示,肝门部胆管残端整形理想。将 B2+3、B4、B5+8、B6+7 整形为大口径,胆肠吻合便捷无困难。这样就达到了患者家属所需要的手术治疗效果。

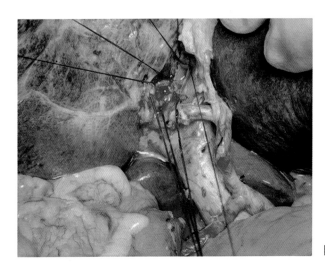

图 2-8-5　肝门部胆管整形后

病例 2

患者女性,75 岁,Bismuth-Corlette Ⅲa 型肝门部胆管癌。右肝有萎缩,但仍占肝脏总体积的 57%,右侧 PTCD 胆管引流术后,右侧肝内胆管不扩张。影像学检查见图 2-8-6。

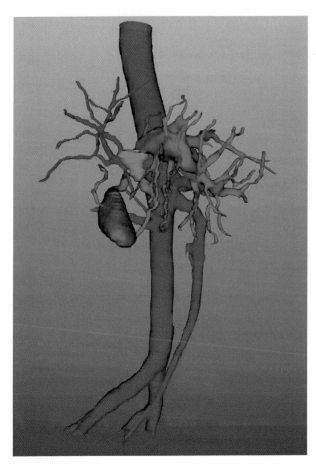

图 2-8-6　**Bismuth-Corlette Ⅲa 型肝门部胆管癌术前影像学资料**

CT 三维重建图示橘黄色为肿瘤

此患者理想的手术方式是联合右半肝及全尾状叶切除的肝门部胆管癌根治性切除术。但患者75岁高龄,家属不愿冒太大的风险,根据家属意愿,只好为其做了极小范围的肝脏围肝门切除术(尾状叶未切除)(图2-8-7)。基于手术的彻底性不足和胆肠吻合的困难性考虑,如非特殊情况,笔者团队一般是不会选择这种术式的。

【难点】

如图2-8-7所示,小范围肝脏围肝门切除后左右侧胆管残端距离非常远,无法整形成一个吻合口,只好左右侧胆管分别整形,分别做胆肠吻合。由于左侧胆管扩张,胆肠吻合相对容易。右侧胆管由于术前行选择性PTCD穿刺引流减黄的原因,胆管不扩张,且位置深在,给胆肠吻合造成了很大的困难,但最终的结果还是相对理想的。

两例患者术后均恢复顺利,无发热,无胆漏,肝功能无异常波动。

【总结】

肝门部胆管癌手术方案的制定无疑是以手术医师为主导的,在考虑手术方案的可完成性及手术根治性的同时,还须考虑手术的安全性。而患者家属考虑更多的恰恰是手术的安全

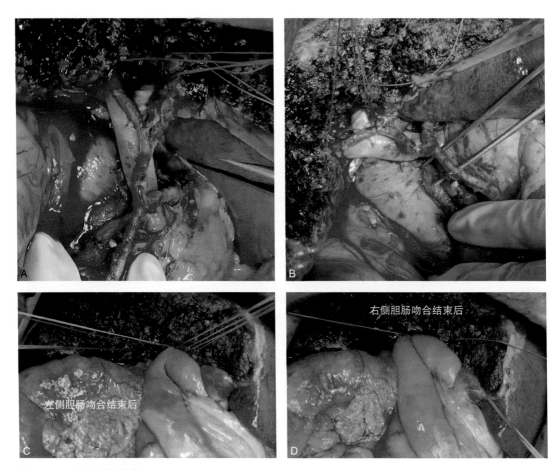

图 2-8-7　围肝门切除术

A、B. 围肝门切除后左右侧胆管残端;C、D. 胆肠吻合。

性。在患者及家属不愿意冒更多风险追求手术彻底性和根治性的情况下，应考虑缩小手术范围，降低手术风险，即使手术不能达到 R0 根治性切除，能做到 R1 切除，患者也是可以从中获益的。毕竟，肝门部胆管癌是一种进展相对缓慢的肿瘤，且高龄患者的肿瘤进展会更慢。

第九节　肝门部胆管癌术后复发再次行肝门部胆管癌根治性切除术

复发、转移、有侵袭性是恶性肿瘤的三大特点，许多恶性肿瘤在局部复发后都还有二次手术的机会，那肝门部胆管癌术后复发还有手术机会吗？我们通过一个病例来回答这个问题（图 2-9-1）。

患者男性，65 岁，Bismuth-Corlette Ⅰ型肝门部胆管癌。2 年前在外院手术，行局部切除、胆肠吻合，近期复查 PET-CT 提示胆肠吻合口局部复发。该患者前次手术未行肝十二指肠韧带淋巴结清扫，胆管上下切缘病理提示均为阳性，所以这次的所谓肿瘤复发也可以理解为癌残留。本次手术拟行胆管上下切缘再切除，补行肝十二指肠韧带淋巴结清扫、肝门部胆管整形、胆肠再吻合。

术中探查：肝门部肝外胆管仍有足够的切除余地以保证切缘阴性。在做胆肠吻合不多的医院往往视肝门部的解剖为畏途，一般会留较长的肝外胆管以保证胆肠吻合手术的便利性，这也是造成上切缘癌残留的原因。从胆肠吻合口下端离断空肠以保证不接触肿瘤，符合肿瘤学原则（图 2-9-2）。

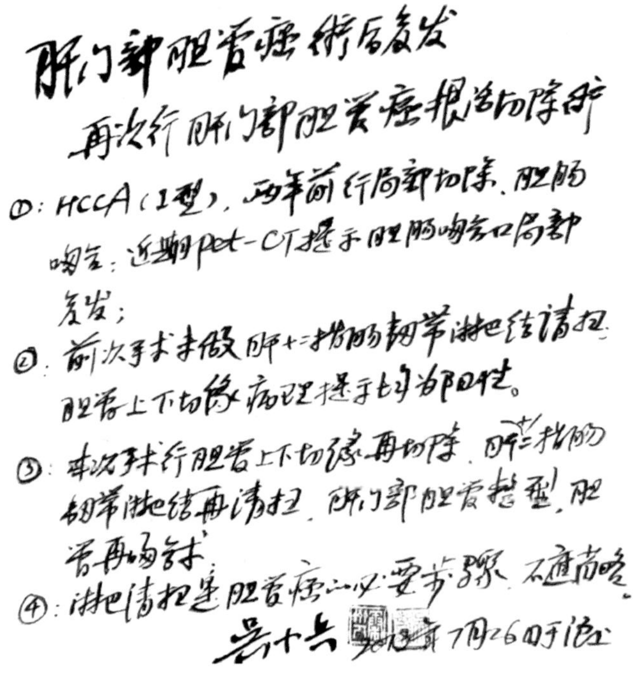
肝门部胆管癌术后复发
再次行肝门部胆管癌根治切除术
①：HCCA（Ⅰ型），两年前行局部切除、胆肠吻合；近期pet-CT提示胆肠吻合口局部复发；
②：前次手术未做肝十二指肠韧带淋巴结清扫，胆管上下切缘病理提示均为阳性。
③：本次手术行胆管上下切缘再切除、肝十二指肠韧带淋巴结再清扫、肝门部胆管整型、胆管再吻合术。
④：淋巴清扫是胆管癌一必要步骤，不应省略。
吴十六

图 2-9-1　术前查阅文献笔记

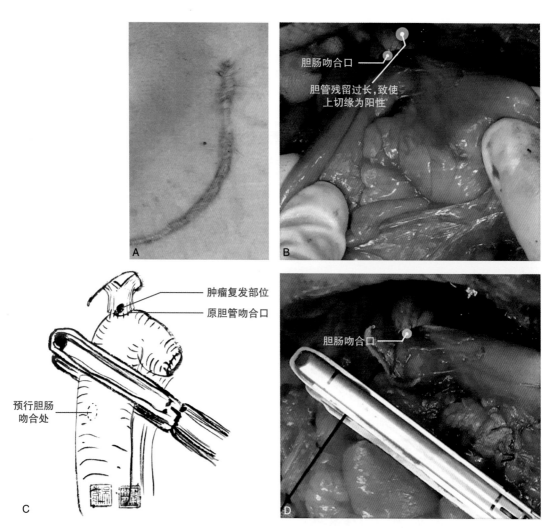

图 2-9-2　**Bismuth-Corlette I 型肝门部胆管癌胆肠吻合口局部复发病例**

A. 原手术切口瘢痕；B. 肝门部肝外胆管较长，距离胆肠吻合口有一定的距离；C、D. 离断胆肠吻合输出段肠袢。

【要点】

1. HCCA 常规应做肝十二指肠韧带淋巴结清扫，但上次手术未行肝十二指肠韧带淋巴结清扫，这反而成了便于再次手术的关键因素。如果上次已经做了"骨骼化"清扫，则肝动脉和门静脉失去了周围结缔组织的支撑和保护，将无法再次手术。但不能理解成为了再次手术就不做淋巴结清扫。本次术中见肝十二指肠韧带淋巴结有转移，也是由于前次手术未行肝十二指肠韧带淋巴结清扫的结果。

2. 此次手术的重点是补行肝十二指肠韧带淋巴结骨骼化清扫（图 2-9-3）。在未行肝切除的情况下获得了胆管切缘阴性的结果，但胆管开口较多，胆肠吻合困难，需行胆管整形后再行胆肠吻合（图 2-9-4）。

3. 拆除肠肠吻合重建（图 2-9-5）的目的是延长胆汁流出肠袢通道的长度至 45cm 以上，以预防反流性胆管炎的发生。

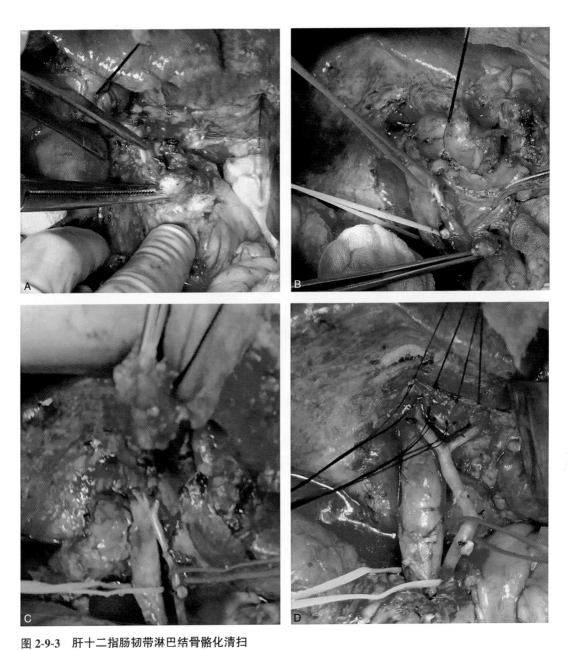

图 2-9-3　肝十二指肠韧带淋巴结骨骼化清扫

A~C. 补行肝十二指肠韧带淋巴结骨骼化清扫；D. 清扫完成后的术野理想。

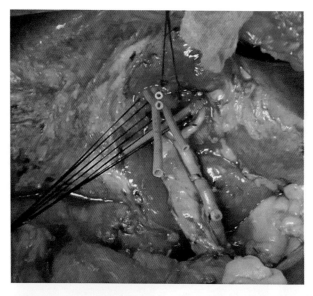

图 2-9-4 胆管残端整形后

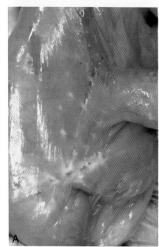

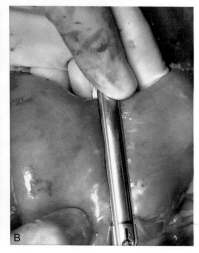

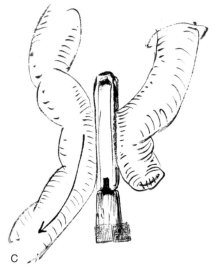

图 2-9-5 拆除重建肠肠吻合

A. 原空肠侧侧吻合；B. 直线切割吻合器离断近段空肠；C. 近段空肠离断法示意。

【总结】

1. 肝门部胆管癌是一种生长较为缓慢的肿瘤,在切缘阳性的情况下,2年后肿瘤依然生长得不大。

2. 肝十二指肠韧带淋巴结清扫是胆管肿瘤手术的一个必要步骤。一般来说,胆管肿瘤只有一次手术机会,就是因为在肝十二指肠韧带淋巴结骨骼化清扫后肝动脉和门静脉失去周围结缔组织的支撑和保护,使再次手术无从入手。

3. 对于未行肝十二指肠韧带淋巴结清扫的患者,在确有手术把握,并有机会获得根治性切除的情况下可以考虑再次手术,但应该充分认识到再次手术的难度较大。

第十节 胃大部切除术后、胆管金属支架置入术后的肝门部胆管癌根治性切除术

患者男性,64岁。于14年前行远端胃大部切除、结肠前毕Ⅱ式胃肠吻合术。2019年2月2日因梗阻性黄疸入住当地医院,2月3日行胆管支架置入术。右肝管置入塑料支架,左肝管置入金属支架,胰管置入塑料支架。

【难点】

1. 给远端胃大部切除、结肠前毕Ⅱ式胃肠吻合术后患者用十二指肠镜置入胰管及胆管支架是有一定难度的(图2-10-1)。单从技术层面来说,这个支架放得很好,但就治疗本身来说,是有值得商榷的地方的:①患者从入院到支架置入只有1天时间,在这期间有无请肝胆外科会诊考虑手术治疗的可行性?②在有手术治疗机会的情况下,笔者团队不建议行支架置入减黄,尤其是置入金属支架。一方面原因是在支架放置的过程中会增加胆管逆行感染的风险;另一方面原因是置入支架后会引起肝十二指肠韧带水肿、增生,致使在随后的手术过程中大大增加肝十二指肠韧带淋巴结的廓清难度。此外,金属支架也有取出困难的问题。笔者团队于2019年2月20日为该患者行联合左半肝及左尾状叶切除的肝门部胆管癌根治性切除术。

2. 该例患者的特殊及困难之处主要有以下5点:①既往的远端胃大部切除术造成了腹腔粘连及肝门部严重粘连,解剖结构紊乱。②由于术前胆管金属支架的置入(图2-10-2),造成肝十二指肠韧带炎症反应较重,充血水肿,组织变脆,容易渗血,给肝十二指肠韧带的骨骼化廓清造成了困难。③由于胆管水肿,为了最大限度地保证右侧肝管切缘阴性,在完成左半肝切除后,MHV全程完整显露,右侧肝管3个开口紧紧地夹在MHV、RPV和RHA之间,使胆肠吻合变得异常困难(图2-10-3)。④胃大部切除术后的胆肠吻合:此患者远端胃大部切除后行结肠前毕Ⅱ式胃肠吻合术,胆肠吻合亦采取结肠前位Roux-en-Y术,具体方法如图2-10-4所示。⑤由于胆管扩张不明显,不仅胆肠吻合困难重重,T型管置入也无法完成,只好于各胆管开口分别放置导尿管行直管引流。

【总结】

这是一台相当有难度的手术,在非专科医院不优先考虑手术而采取置入支架的保守治

疗方法也不失为一种合理的选择,但在患者家属的坚持下最后还是找到了专科医师让治疗有了一个较为理想的结局。

　　肝门部胆管癌患者的治疗,离不开介入科和消化内镜医师的支持与配合。他们默默地做着幕后英雄,给能手术的患者进行术前减黄,给不能手术的患者置入胆管支架,减轻患者的痛苦,延长患者的生命。但同时我们还是呼吁:对于肝门部胆管癌患者,有手术机会者建议行预保留侧肝脏的 PTCD 或内镜下鼻胆管引流术(endoscopic nasobiliary drainage, ENBD)引流减黄(首选 PTCD)。在手术前不宜置入胆管支架,尤其是金属支架。胆管支架只适用于短期内不能手术和无手术机会的患者。

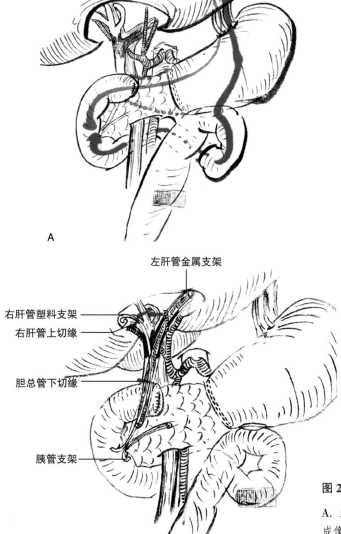

图 2-10-1　经内镜逆行胆胰管成像示意

A. 此患者和正常患者经内镜逆行胆胰管成像路径比较:蓝色为正常路径,红色为此患者所采取路径;B. 支架置入情况。

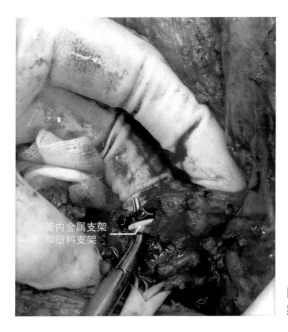

图 2-10-2 切开胆总管后见留置的胆管金属支架和塑料支架

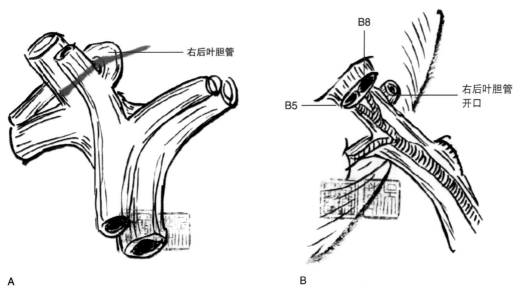

A

B

图 2-10-3 完成左半肝切除

A. 左半肝切除时右侧胆管的切断线（红线示）；B. 右肝管残端开口示意。
B：胆管；数字代表相对应的肝段。

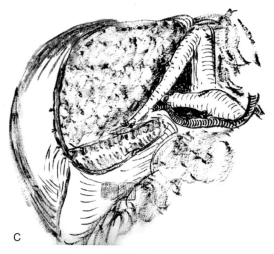

C

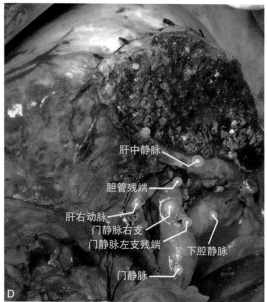

肝中静脉

胆管残端

肝右动脉
门静脉右支
门静脉左支残端
下腔静脉

门静脉

D

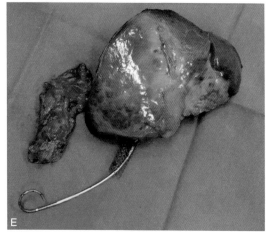

E

图 2-10-3　完成左半肝切除（续）

C. 左半肝切除后右肝断面示意；D. 左半肝切除后右肝断面；E. 手术切除标本。

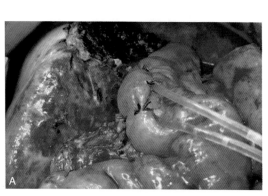

A

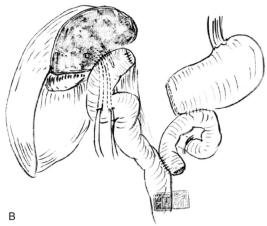

B

图 2-10-4　已完成的胆肠吻合和毕Ⅱ式胃肠吻合术后胆肠 Roux-en-Y 术

A. 术中所见；B. 示意

借此,我们也呼吁尽量进行肝门部胆管癌患者的多学科会诊(multi-disciplinary treatment, MDT),并且会诊应该是在胆道外科医师主导下进行的,毕竟只有手术才是目前唯一有可能完全治愈肝门部胆管癌的方法。

第十一节　奇思妙想成佳构——联合肝中静脉部分切除吻合重建的扩大左半肝切除术治疗Ⅳb型肝门部胆管癌

患者男性,63 岁,Bismuth-Corlette Ⅳb 型肝门部胆管癌。术前 CT 提示肿瘤呈肿块型生长,侵犯肝中静脉,无黄疸(图 2-11-1),行联合肝中静脉部分切除、扩大左半肝切除的肝门部胆管癌根治性切除术。术中发现罕见的血管变异:胆囊动脉独立起源于肠系膜上动脉。

【难点】

1. 由于肝中静脉受到肿瘤侵犯,术中切除部分肝中静脉,为了保留更多的功能性肝组织,姜小清主任奇思妙想,截取了一段肝左静脉作为移植血管,行肝中静脉架桥式吻合重建术。具体手术过程见图 2-11-2。

2. 由于患者术前没有梗阻性黄疸,右侧胆管无明显扩张。在保证右侧胆管切缘阴性的情况下,在切除标本后,右侧胆管有 4 个开口,管径细、管壁菲薄,右后有 1 支约 5mm 粗,右前有 3 支约 2mm 粗。这种情况,无论是胆管整形重建还是胆肠吻合重建都非易事。姜小清主任再次发挥想象力,现场制作一个“爪形”胆管引流管(图 2-11-3)行胆管减压引流,一站式搞定。用 6-0 血管缝合线对胆肠进行黏膜对黏膜、后壁连续缝合、前壁间断缝合。切除的标本如图 2-11-4 所示。

【总结】

胆道外科,尤其是胆管肿瘤外科常常需要在夹缝中求生存,在缝缝补补中讨生活,有时候是需要一些想象力的。胆道外科是一门艺术,奇思妙想成佳构,诚如斯言。

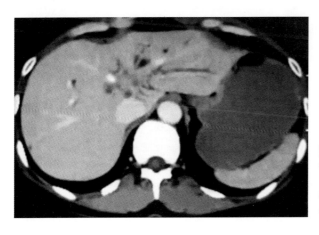

图 2-11-1　Bismuth-Corlette Ⅳb 型肝门部胆管癌术前影像学资料

术前 CT 提示 Bismuth-Corlette Ⅳb 型肝门部胆管癌,侵犯肝中静脉

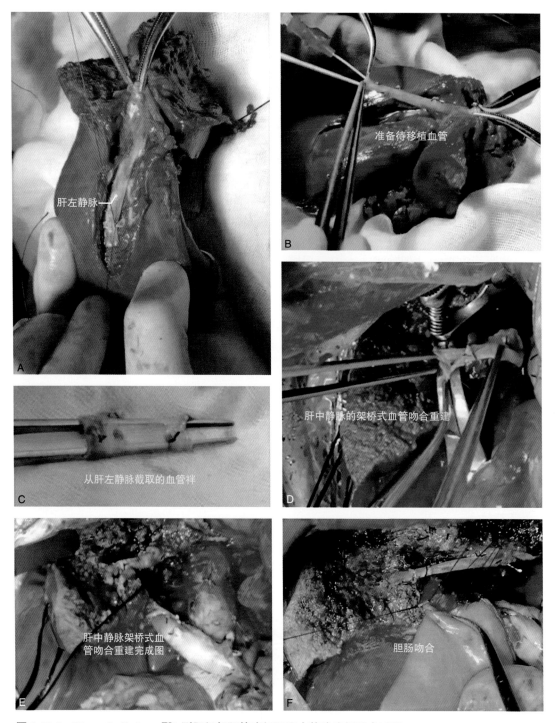

图中文字标注：
肝左静脉—
准备待移植血管
肝中静脉的架桥式血管吻合重建
从肝左静脉截取的血管襻
肝中静脉架桥式血管吻合重建完成图
胆肠吻合

图 2-11-2 Bismuth-Corlette Ⅳb 型肝门部胆管癌侵犯肝中静脉病例手术过程

A. 切除肝脏的废弃肝左静脉（LHV）可以再利用，经整复切取后用于肝中静脉的架桥式吻合重建；B. 在肝左静脉切取的过程中应仔细结扎各分支静脉；C. 从肝左静脉（LHV）切取的一段血管用于肝中静脉吻合重建；D. 利用一段肝左静脉进行肝中静脉（MHV）架桥式血管吻合重建；E. 肝中静脉（MHV）架桥式血管吻合重建完成；F. 行胆肠吻合。

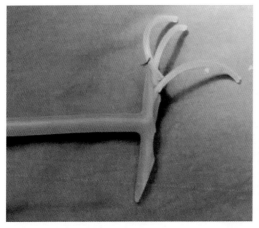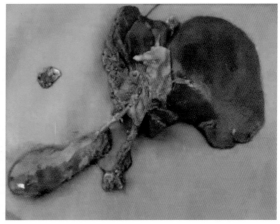

图 2-11-3 自制"爪形"胆管引流管用于纤细的 图 2-11-4 切除的手术标本
右侧胆管分支支撑引流

第十二节　按照肝门部胆管癌手术治疗的肝内胆管癌 1 例，肝动脉罕见变异

　　患者女性，70 岁，肝内胆管癌侵犯肝门部（或为肝门部胆管癌肝内生长）。术前影像学检查可见：门静脉左支被肿瘤完全包裹，门静脉分叉部和门静脉右支受挤压，肝右动脉及肝中静脉受挤压，肿瘤于门静脉下方越界突入右半肝，左肝管包裹受侵犯，右前叶和右后叶肝管受肿瘤侵犯并分离。肿瘤边界可切除（图 2-12-1 ）。

　　【难点】
　　此肿瘤较大，很难判断是肝内胆管癌侵犯肝门部还是肝门部胆管癌肝内生长，但我们还是按照肝门部胆管癌的手术原则行左半肝联合全尾状叶切除术、肝外胆管切除术、肝十二指肠韧带及后腹膜淋巴结清扫术及胆肠吻合术。手术过程见图 2-12-2。

　　此患者 CHA 异位起源于 SMA，CHA 走行于 PV 后方，于 PV 和胆总管中间穿出（见图 2-12-2A ），分出 GDA 后 PHA 绕行于 PV 前方，长距离上行至肝门部后连续分出 LHA、MHA、RHA（见图 2-12-2B ）。RHA 走行于 CHA 后方。另有副肝左动脉起源于 LGA。

　　门静脉左支和肝左动脉离断后左半肝颜色变化不大，血运仍好，说明有迷走的副肝左动脉存在（见图 2-12-2E ）。

　　【要点】
　　此患者肝动脉变异有以下三个特点：①除副肝左动脉外，整个肝动脉系统起源于 SMA，这是极为罕见的一种变异类型（图 2-12-3 ）。②CHA 从胆总管和 PV 之间穿行而出，这是结构上的一种变异，极易发生副损伤。③PHA 走行于 PV 前方，并且 LHA、MHA、RHA 的分叉位置极高（图 2-12-4 ）。

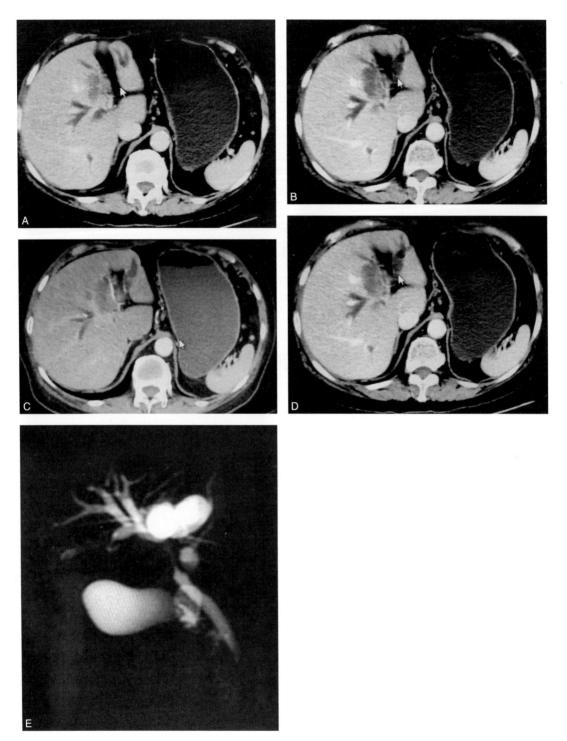

图 2-12-1　肝内胆管癌术前影像学资料

A～D. 不同层面显示门静脉左支被肿瘤完全包裹，门静脉分叉部和门静脉右支受挤压，肝右动脉及肝中静脉受挤压，肿瘤于门静脉下方越界突入右半肝，左肝管包裹受侵犯，右前叶和右后叶肝管受肿瘤侵犯并分离。E. MRCP 显示肝门部胆管巨大充盈缺损。

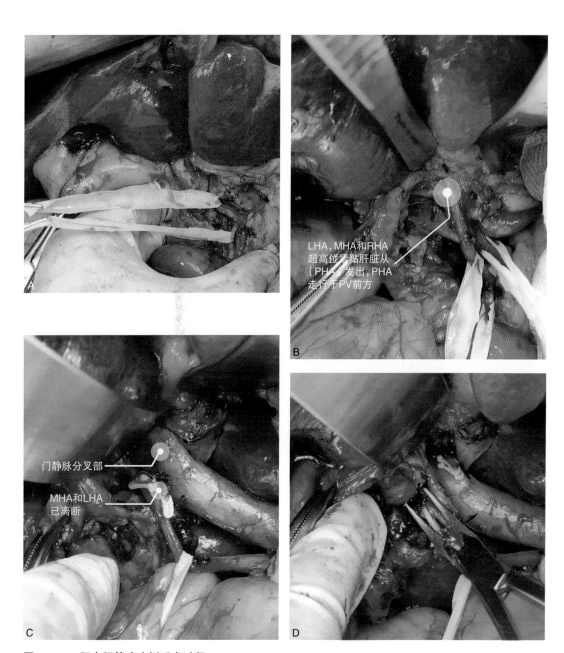

图 2-12-2　肝内胆管癌病例手术过程

A. 异位起源的肝总动脉（CHA）从肠系膜上动脉（SMA）发出，并从门静脉和胆总管之间穿出；B. 肝固有动脉（PHA）于门静脉（PV）前方走行较长，直至肝门部紧贴肝脏处才分出肝右动脉（RHA）、肝中动脉（MHA）和肝左动脉（LHA）；C. 肝十二指肠韧带淋巴结廓清至近肝门部，肝中动脉和肝左动脉已经离断；D. 门静脉左支已离断。

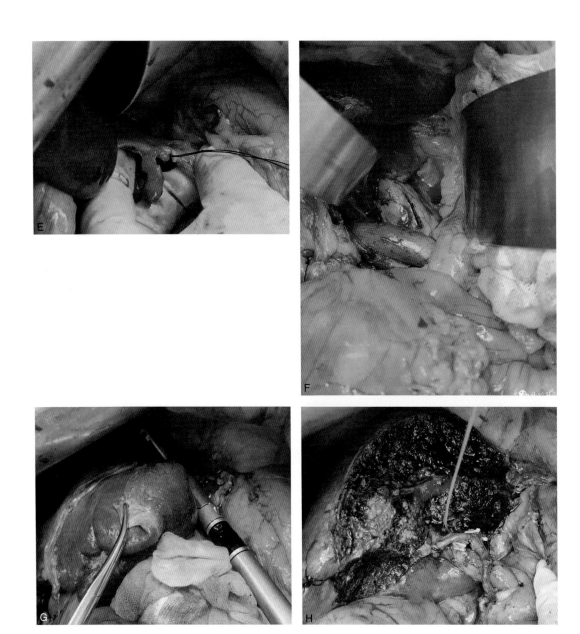

图 2-12-2　肝内胆管癌病例手术过程（续）

E. 处理来源于胃左动脉（LGA）的副肝左动脉（LHA）及其淋巴结；F. 解剖第三肝门，处理肝短静脉，游离尾状叶；G. 处理第二肝门，离断肝左静脉；H. 左半肝及全尾状叶切除后。

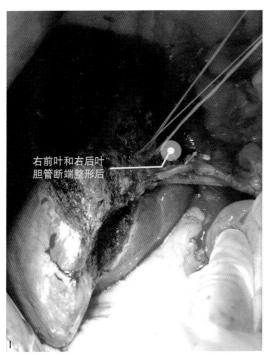

右前叶和右后叶
胆管断端整形后

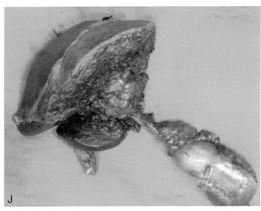

图 2-12-2 肝内胆管癌病例手术过程（续）

I. 白线悬吊者为整形后的右前叶及右后叶胆管断端；J. 标本肝断面可见肿瘤暴露。

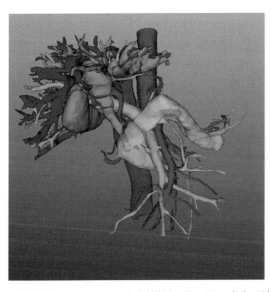
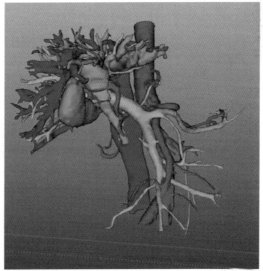

图 2-12-3 三维重建图像能够较好地还原肝动脉系统的起源及走行

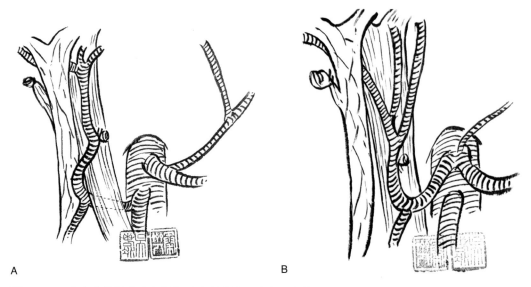

图 2-12-4　此患者的肝动脉变异（A）和所谓的肝动脉正常走行（B）对比

【总结】

本病例的肝动脉变异是非常不利于手术的一种变异，以至于术者在术前一度担心手术不能顺利完成，肿瘤难以完整切除。术中探查后基本确定了肿瘤切除的可行性，后经仔细分离，谨慎操作，肿瘤被完整切除。为了切除突出至右半肝的肿瘤，肝中静脉周径大范围暴露。术中出血少，未输血，手术用时 4 个小时。

第十三节　非常之手术，必用非常之手段
——1 例肝门部胆管癌的非常规手术策略

患者男性，65 岁，Bismuth-Corlette Ⅲa 型肝门部胆管癌。肝固有动脉以远全部被肿瘤包绕，门静脉分叉部为三分叉型，且门静脉分叉部被肿瘤包绕（图 2-13-1）。这种情况还有手术机会吗？如果能手术，该采用怎样的手术策略？如不能手术，下一步该如何治疗？处理非常之事，必用非常之手段，手术也是如此。

【难点】

此患者肝动脉和门静脉均已受到侵犯，被肿瘤包绕（图 2-13-1），对于这种情况只有通过门静脉切除吻合重建术联合肝动脉切除术才能切除肿瘤，这种极端的手术方法笔者团队也积累了一些病例。但此患者的肝门部门静脉为三分叉型，且分叉位置很高，切除和吻合的难度都较高，手术风险不言而喻。对这个手术，是坚定地走下去还是止步不前呢？在术前阅片时我们发现该患者存在两处肝动脉的变异，一处是起源于腹腔干的副肝左动脉，但这处变异属于既不影响手术，也不能给手术带来便利的变异；另一处是该患者存在副肝右动脉，该动

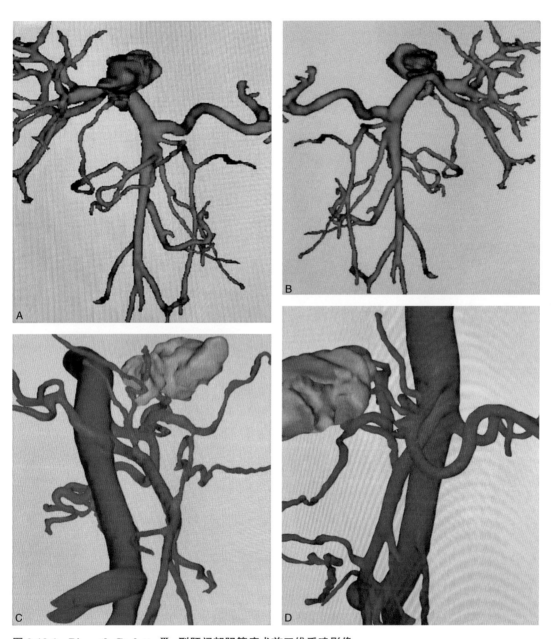

图 2-13-1　Bismuth-Corlette Ⅲa 型肝门部胆管癌术前三维重建影像

A、B. 肿瘤与门静脉分叉部的关系；C、D. 肿瘤与肝动脉的关系。

脉起源于肠系膜上动脉，走行于门静脉后方，这是一种有益于此手术的变异，但其在入肝处可疑受到肿瘤侵犯，显然这个手术成败的关键就在于能否将此动脉完整地剥离出来。

手术过程详见图 2-13-2。

【要点】

1. 游离变异的副肝右动脉。犹如把脉一样，术者轻触慢捻，终于摸到副肝右动脉的搏动，我们当即调整手术步骤，优先解剖此变异副肝右动脉（图 2-13-2A），万幸的是，此动脉居然被完整地剥离了出来，使手术能够达到根治性切除的概率大大增加。我们进一步离断胆总管及 GDA，然后从肝总动脉根部离断肝总动脉，将手术快速推进到肝门部。

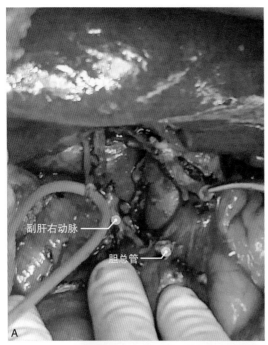

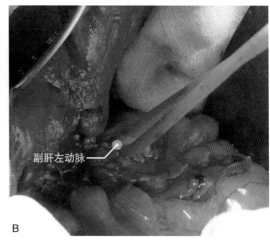

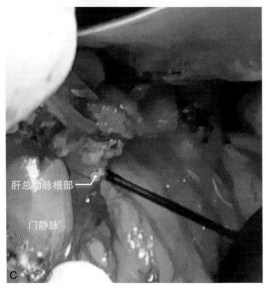

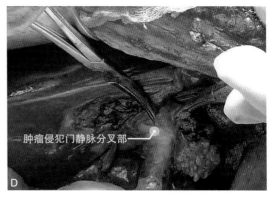

图 2-13-2　本例肝门部胆管癌手术过程及其要点

A. 优先解剖副肝右动脉；B. 在小网膜中分离出副肝左动脉；C. 在肝总动脉根部结扎离断肝总动脉；D. 可见肿瘤侵犯门静脉分叉部。

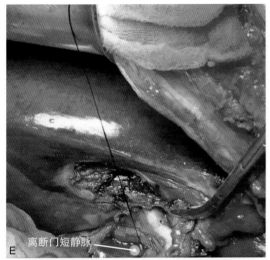

离断门短静脉

E

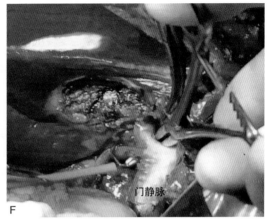

门静脉

F

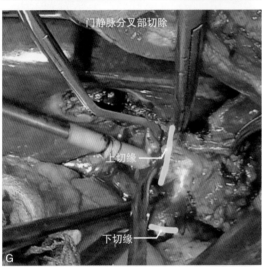

门静脉分叉部切除

上切缘

下切缘

G

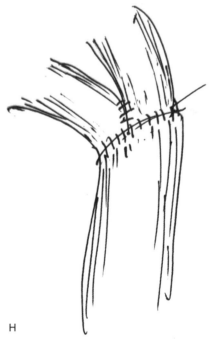

H

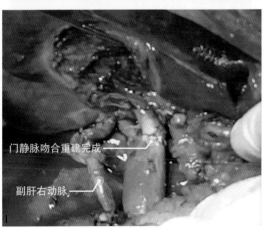

门静脉吻合重建完成

副肝右动脉

I

图 2-13-2　本例肝门部胆管癌手术过程及其要点（续）

E. 解剖第四肝门；F. 完成第四肝门的处理；G. 门
静脉预切除线；H. 门静脉右前支和右后支在整形
后和门静脉主干做吻合；I. 门静脉切除吻合重建
完成。

按照肝门优先策略,进一步解剖第四肝门,离断门短静脉,充分游离预切除门静脉上下端,然后行门静脉分叉部切除重建,以期达到肿瘤整块切除的目标。由于第四肝门解剖游离充分,门静脉切除吻合重建非常顺利。门静脉吻合重建用时 20 分钟即完成。

2. 至此,峰回路转,柳暗花明,手术已然进入开阔地带。下一步就是解剖第三肝门,游离尾状叶;解剖第二肝门,在肝外离断肝左静脉。后续就是切肝及胆肠吻合,这基本就是手术的收尾阶段了。

左半肝切除,标本离体后,确认胆管断端为 3 个开口,右后叶胆管属于"北绕型"。将右后叶胆管、肝 5 段及肝 8 段胆管整复为一个大的胆管开口后进行胆肠吻合。手术顺利,全程无明显出血,无输血。手术用时 5 个多小时。

3. 副肝右动脉不走行在肝门部胆管的后方或前方,不易被肿瘤侵犯,是有利于保留右半肝的一种解剖变异。在肝门部胆管癌的手术中,往往会因为这样一根变异肝动脉的存在而使手术峰回路转,优先解剖出副肝右动脉将有利于手术的快速进行。

在行右半肝切除术时,副肝左动脉是有利于手术的变异(图 2-13-2B),但是在行左半肝切除术时,副肝左动脉并不能给手术带来便利。相反,如果忽视此动脉的存在,在处理小网膜时往往会导致意想不到的大出血。另外,在行 Pringle 肝门阻断的情况下行左半肝切除时,如果发现肝断面仍然出血不止,应想到此血管的存在。在行解剖性左半肝切除术时,如果在肝左动脉和门静脉左支已经离断的情况下左半肝缺血不明显,也应想到副肝左动脉的存在。

在完好保留副肝右动脉的情况下将不再考虑肝动脉受侵犯的问题,可以在肝总动脉或肝固有动脉处离断肝动脉(图 2-13-2C),这将有利于肝十二指肠韧带淋巴结的廓清。可以考虑门静脉切除吻合重建术以期整块切除肿瘤。

4. 对第四肝门的细致解剖、将门短静脉一一结扎,是门静脉切除吻合重建的前提。经过对第四肝门的处理,使门静脉右前支和右后支被充分游离,使门静脉切除吻合重建成为可能(图 2-13-2E~I)。

第十四节　联合门静脉切除吻合重建并肝动脉全切除术治疗Ⅳb 型肝门部胆管癌

并不是每个患者都有好运气,本病例的这个患者就没有我们所需要的有利于手术的异位走行的肝动脉。

患者男性,36 岁,Bismuth-Corlette Ⅳb 型肝门部胆管癌。门静脉分叉部受侵犯,肝右动脉及肝固有动脉受侵犯(图 2-14-1)。

按不接触原则行联合左半肝及全尾状叶切除并血管切除的肝门部胆管癌根治性切除术(图 2-14-2)。血管切除主要是门静脉分叉部的切除和肝动脉从肝固有动脉根部离断切除。门静脉分叉部切除后做了门静脉右支和门静脉主干的吻合重建,但肝动脉切除后没有再做重建。这样,整个肝脏就丧失了来自肝总动脉的血供。对于这个患者,非常需要有一支变异的来自 SMA 的肝右动脉。

【要点】

在切肝前,此肝脏呈现三种颜色(图 2-14-2F):左半肝为没有血供,颜色最深,发黑;右半肝下段颜色较浅,为缺乏动脉血供,只有门静脉供血的颜色;右半肝上段则色泽红润,为正常肝脏的颜色,这部分肝脏显然有来自膈肌的动脉供血(图 2-14-2G)。谨记:在没有肝动脉供血的情况下,右半肝不适合做过多游离,以免破坏来自肝周韧带的动脉血供。

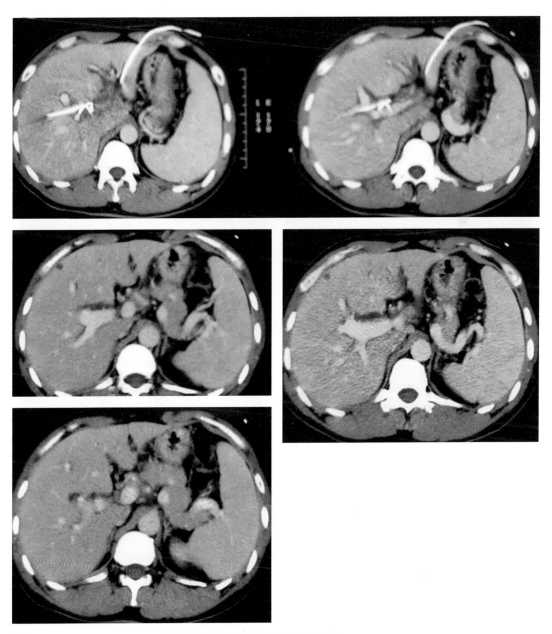

图 2-14-1　Bismuth-Corlette Ⅳb 型肝门部胆管癌术前影像学资料

可见门静脉分叉部受侵,肝右动脉及肝固有动脉受侵。

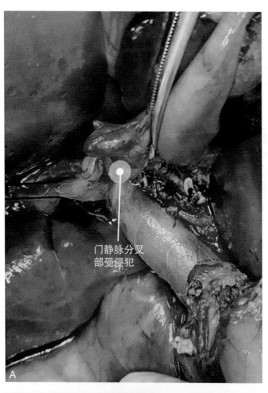

门静脉分叉
部受侵犯

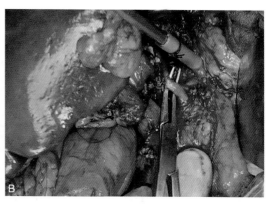

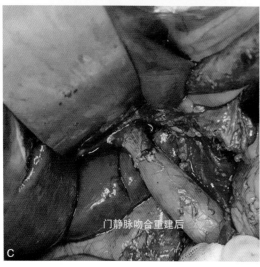

门静脉吻合重建后

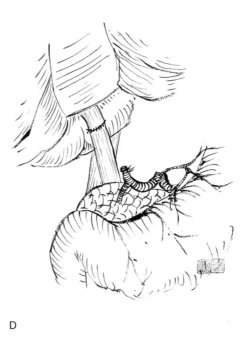

图 2-14-2　本例 Bismuth-Corlette Ⅳb 型肝门部胆管癌手术过程详解

A. 肿瘤侵犯门静脉分叉部；B. 肿瘤侵犯肝固有动脉以远肝左、右动脉，无法剥离，直接离断肝固有动脉；
C. 门静脉主干与门静脉右支吻合重建理想，无张力。但此处已无肝动脉血流入肝；D. 门静脉吻合与肝动
脉离断示意。

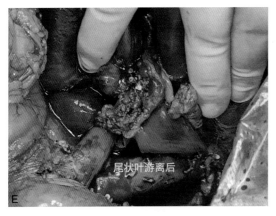
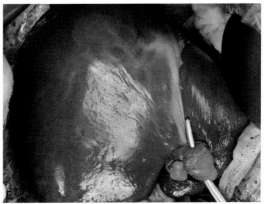

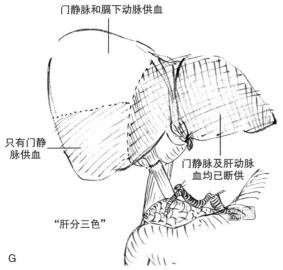

图 2-14-2　本例Ⅳb 型肝门部胆管癌手术过程详解（续）

E. 解剖第三肝门,离断肝短静脉,游离尾状叶;F. 切肝前的肝缺血线;G. 肝切除前肝脏的供血示意。

【总结】

　　此患者术后恢复顺利,无肝功能不全和肝脓肿发生。从术中可见的肝脏血供及术后恢复情况都能说明,在特殊情况下离断肝动脉血流是可行的。不难想象,在肝动脉受肿瘤侵犯、血流受阻的情况下,肝脏从肝周韧带获得动脉血供的途径必然会开放,术后还会进一步加强侧支循环开放。

第十五节　1 例特殊类型的肝门部胆管癌手术

患者男性,66 岁。这是 1 例无法用 Bismuth-Corlette 分型的肝门部胆管癌手术。影像学检查见图 2-15-1。

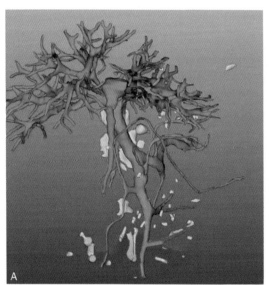
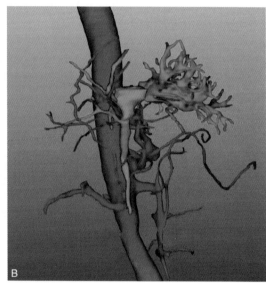
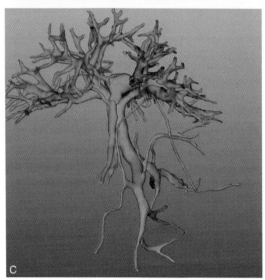

图 2-15-1　Bismuth-Corlette 肝门部胆管癌术前影像学资料

A. 肿瘤与胆管的关系,可见右前叶胆管和右后叶胆管相分离;B. 肿瘤与肝动脉的关系;C. 肿瘤与门静脉的关系。

该患者为分离型右肝管（图2-15-2），其右前叶胆管与左肝管汇合，右后叶胆管则低位单独汇合后形成胆总管。肝门部胆管癌在右后叶胆管上方（图2-15-3），侵犯左肝管和右前叶胆管，以左肝管为主，由于未侵及右后叶胆管，因此术前无黄疸出现。

对照肝门部胆管癌的 Bismuth-Corlette 分型（图2-15-4）及笔者团队的补充分型，均未列入与本病例类似的类型，我们可以将这种存在肝门部胆管变异的肝门部胆管癌补充分型为 V 型，也就是特殊类型。这种类型并不是孤例，下一个病例再做分析。

【难点】

此患者的手术困难之处在于胆肠吻合。由于患者术前没有黄疸，右前叶和右后叶胆管都很细，这就给胆肠吻合造成了很大的困难，并且右前叶和右后叶胆管相距较远，使胆管整形也变得十分困难（图2-15-5）。

【要点】

手术应该善于利用每一个有利于手术的细节。在手术过程中我们发现右后叶胆管在肝外的部分较长（图2-15-6），长约 1cm。我们便将之留长，劈开管腔用以扩大吻合口。

手术过程详见图2-15-7。本病例右前叶胆管有两个开口，均很细，整形后做了一个广口的吻合（图2-15-7C），由于无法放置 T 管，便在吻合口附近放置了一个空肠减压管。手术用时将近 5 小时，未输血，患者术后 1 周顺利出院。

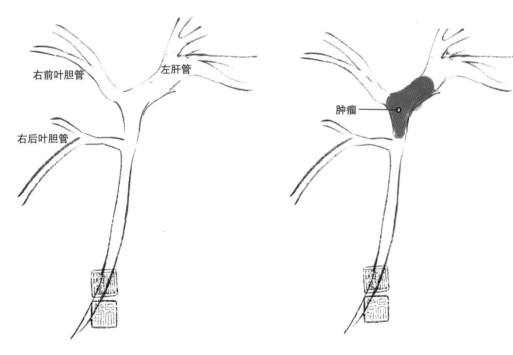

图 2-15-2　分离型右肝管　　　　　　　　图 2-15-3　肿瘤与右后叶胆管的关系示意

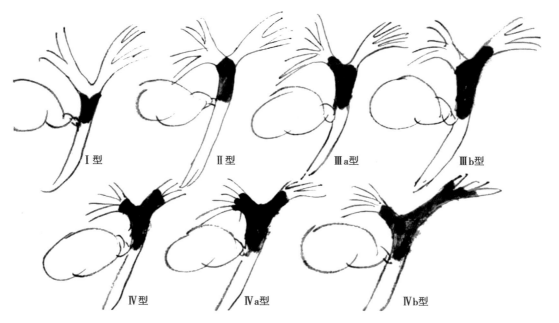

图 2-15-4　肝门部胆管癌的 Bismuth-Corlette 分型

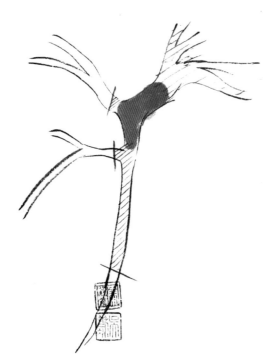

图 2-15-5　胆管切除线及切除范围示意

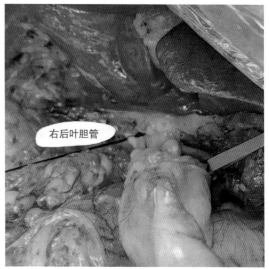

图 2-15-6　右后叶胆管在肝外部分有较长的距离

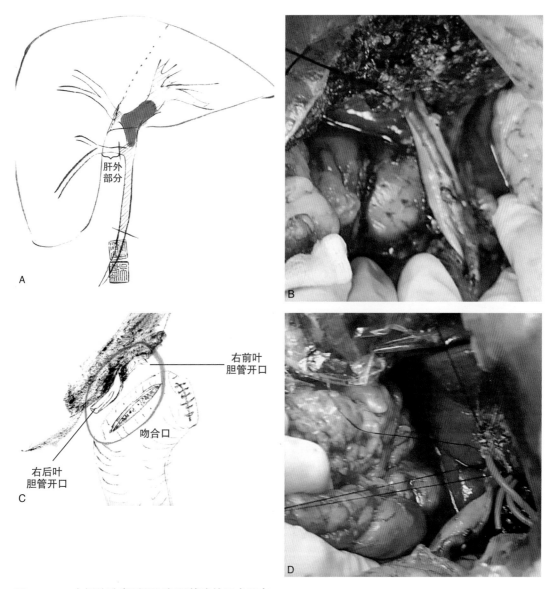

图 2-15-7 本例特殊类型肝门部胆管癌的手术要点

A. 肝切除范围和胆管切除线示意；B. 肝切除完成后；C. 将右后叶胆管纵形切开后进行胆管整形，扩大胆管吻合口，便于胆肠吻合；D. 胆管整形完成后。

【总结】

　　肝门部胆管癌的 Bismuth-Corlette 分型是基于左右肝管分叉属于正常型而做出的一种分型。事实上，左右肝管在肝门部的汇合变异多种多样，情况颇为复杂。而胆管肿瘤可以发生于肝门部胆管的任何一个分支，在肝门部胆管分支存在变异的情况下就难以用现有的 Bismuth-Corlette 分型进行分型了。基于这一认识和临床具体病例的出现，我们把发生于肝门部胆管存在变异时无法用现有 Bismuth-Corlette 分型来划分的肝门部胆管癌归为 V 型，是对原有 Bismuth-Corlette 分型的补充。

第十六节　特殊类型肝门部胆管占位 1 例

　　患者男性，70 岁，肝门部胆管占位，糖类抗原 19-9（carbohydrate antigen 19-9，CA19-9）轻度升高，多考虑为胆管癌，但按现有的 Bismuth-Corlette 分型法无法分型。从术前影像学资料可见此患者为分离型右肝管，右前叶胆管异位汇入左肝管，胆管占位位于右后叶胆管起始部，并位于肝外（图 2-16-1、图 2-16-2）。

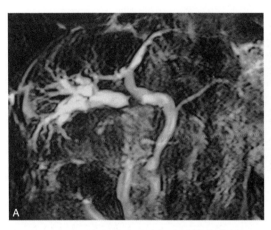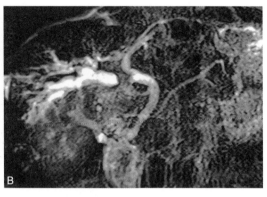

图 2-16-1　肝门部胆管占位病例术前影像学资料

A. 磁共振胰管成像（MRCP）示见右前叶胆管与右后叶胆管相分离；B. MRCP 示胆管占位位于右后叶胆管开口处。

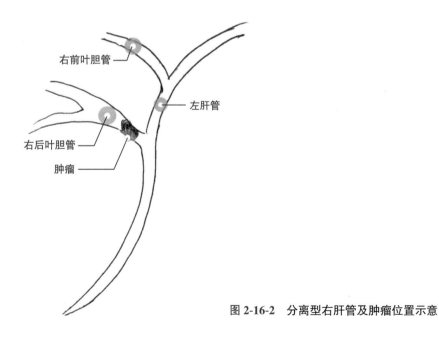

图 2-16-2　分离型右肝管及肿瘤位置示意

【要点】

此种类型的肝门部肿瘤由于早期不会出现黄疸,所以难以早期诊断,在肿瘤较大时才发现,又往往被错误地诊断为肝内胆管癌,这也是这种类型的肝门部胆管肿瘤少见的主要原因。

就此患者来说,其分离型右肝管是一种有益于手术的变异,如图 2-16-3 所示,只需行联合右后叶及肝外胆管切除术即可达到恶性胆管肿瘤根治手术的目的,而不必担心术后剩余肝体积不够的问题。

此患者甚至还有如图 2-16-4 所示的两种手术方法可供选择:①单独右后叶切除术,缺点是胆管切缘无法保证为阴性;②右后叶肝切除术及肝外胆管 T 切除吻合重建术,此方法的优点是不需要行胆肠吻合,但可行性取决于左肝管在肝外的长度。

我们知道,左右肝管在肝门部的汇合存在多种变异。显然,Bismuth-Corlette 分型及后来笔者团队补充的分型都没有顾及相关变异的问题,随着临床病例的出现,对该分型进行补充是必要的,笔者团队将此种类型补充为Ⅴ型。

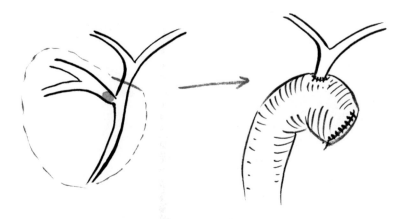

图 2-16-3　联合右后叶及肝外胆管切除术

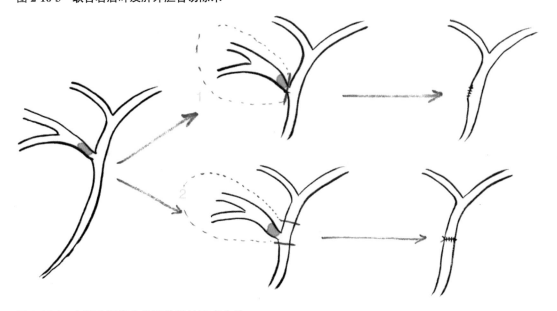

图 2-16-4　右后叶胆管占位可选择的手术方法

第十七节　2 台肝外胆管中上段癌的辨析

肝外胆管中上段癌的情况比较复杂,和肝门部胆管癌的关系紧密,值得辨析,先看以下两例患者的 MRCP,这是最为直观的影像学资料。

患者 1,男性,63 岁,主因"梗阻性黄疸"入院。MRCP 显示肝外胆管中上段占位,胆管走行柔顺,无"枯藤样"表现(图 2-17-1)。

患者 2,女性,69 岁,主因"梗阻性黄疸"入院。MRCP 显示肝外胆管中上段占位,肝内胆管呈"枯藤样"扩张(图 2-17-2)。

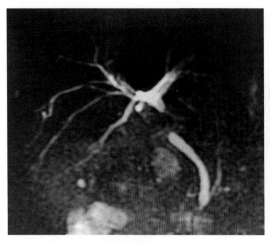
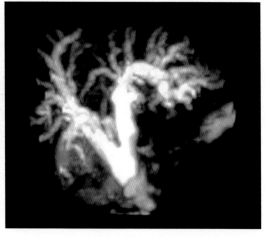

图 2-17-1　磁共振胆胰管成像示肝外胆管中上段占位,胆管走行柔顺,无"枯藤样"表现

图 2-17-2　磁共振胆胰管成像示肝外胆管中上段占位,肝内胆管呈"枯藤样"扩张

这两例患者同时入院,先后两天做的手术,从影像学资料看具有很多相似的地方。乍一看,两例患者似乎是肝外胆管同一部位的病变,应该做相同的手术,也应该有相同的预后。但我们结合术中所见,仔细分析两者的异同,就会有新的结论。

结合图 2-17-3,我们可以看到,两例患者的肿瘤都位于胆总管、肝总管和胆囊管的分汇处,离肝门部和胆总管下段都还有一定的距离,所以我们把这个部位的癌叫作肝外胆管中上段癌。

这个部位的癌,除了直接起源于三管分叉部以外,还可以是由肝总管癌向下浸润到达胆总管和胆囊管,也可以是由胆总管癌向上浸润到达肝总管和胆囊管(图 2-17-4)。以上这三种情况,其性质都是肝外胆管癌的纵向浸润,肿瘤的生物学行为是一致的,手术方法也是一样的。但值得注意的是,肿瘤还可能起源于胆囊,肿瘤是由胆囊管直接浸润至肝总管和胆总管的,其实质是胆囊癌侵犯周围脏器。胆囊癌和胆管癌的生物学行为有很大的不同,手术方法也不一致,预后相差更远。

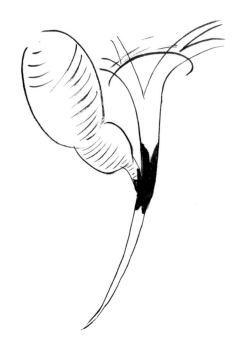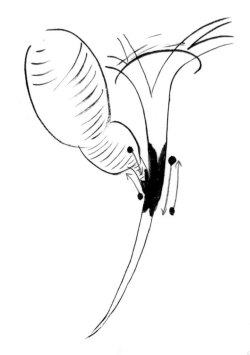

图 2-17-3　肝外胆管中上段占位　　　　　　　　**图 2-17-4　胆管中上段癌可能存在的起源**

从患者 1 的手术结果（图 2-17-5）来看，这例患者其实是胆囊癌，是胆囊癌经胆囊管外侵至肝胆管，但在 MRCP 上表现为肝外胆管中上段占位。这例患者胆囊癌的诊断在增强 CT 影像中是有迹可循的（图 2-17-6）：①胆囊胀大，内有结石（HCCA 的胆囊是空虚的）；

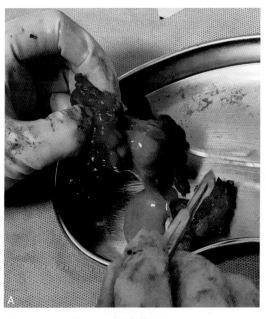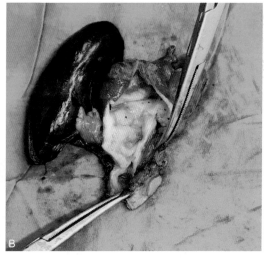

图 2-17-5　患者 1——胆囊管癌

A. 癌肿阻塞胆囊管，胆汁呈淤泥样改变；B. 清洗标本后见胆囊体及胆囊管癌变。

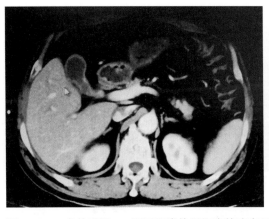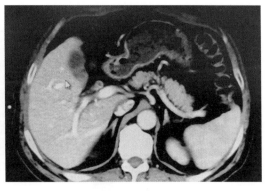

图 2-17-6 术前增强 CT 可见胆囊体及胆囊管癌表现

②胆囊壁和胆囊管都有动脉期强化,胆囊黏膜不连续;③肝内胆管扩张不严重,胆管走行柔顺,无"枯藤样"表现。

【要点】

在明确以上诊断的情况下,这例患者的手术方式应该是这样的:在保证胆管切缘阴性的前提下切除肝外胆管,行肝十二指肠韧带及后腹膜淋巴结清扫,胆囊切除必须联合肝脏的切除,肝切缘距离胆囊应不小于2cm(图 2-17-7)。

从患者 2 的手术所见可知,此患者就是一例 Bismuth-Corlette Ⅰ型肝门部胆管癌,肿瘤向下浸润到达胆总管(图 2-17-8),在术前 MRCP 中也表现为肝外胆管中上段占位。术前仔细查看增强 CT 影像我们会发现以下几点:①胆囊空虚;②胆囊黏膜完整连续;③肝内胆管呈"枯藤样"扩张(图 2-17-9)。

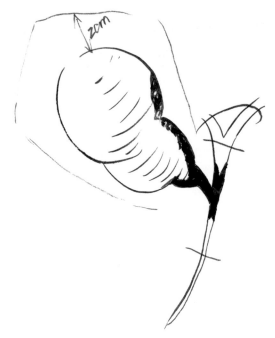

图 2-17-7 患者 1 手术切除范围示意

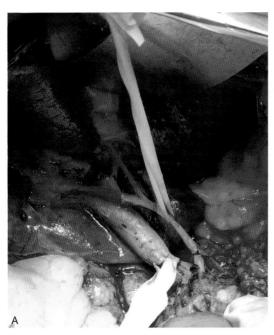
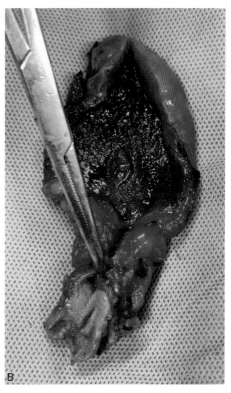

图 2-17-8 患者 2 手术所见

A. 肝外胆管切除及肝十二指肠韧带淋巴结清扫完成；B. 手术标本。

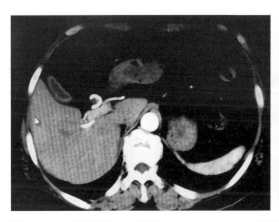
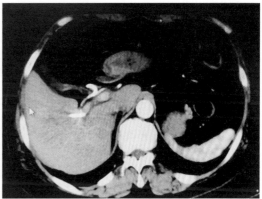

图 2-17-9 术前增强 CT 可见 Bismuth-Corlette Ⅰ型肝门部胆管癌表现

胆囊空虚,胆囊黏膜完整连续。

【要点】

患者 2 需要按照Ⅰ型肝门部胆管癌进行手术:在保证胆管切缘阴性的前提下切除肝外胆管,行肝十二指肠韧带及后腹膜淋巴结清扫,胆囊切除不必联合肝切除(图 2-17-10)。

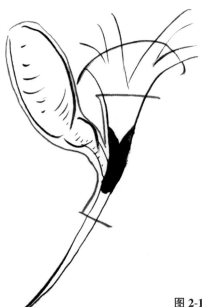

图 2-17-10 患者 2 手术切除范围示意

【总结】

从这两个病例我们可以看出,两例患者的病灶在影像学上有诸多相似点,但从细节上看,它们又有很多不同。真正要在术前做出一个相对准确的诊断,则要将增强 CT、增强 MRI 及 MRCP 等影像学资料放在一起进行综合判断。肝门部胆管癌的预后相比胆囊癌要好得多。胆囊癌的预后非常差,病情进展也非常快,手术后有可能在短期内就会发生复发、转移,如果在术前没有一个相对准确的诊断,那术前和患者家属谈话时就很难做到客观,后续治疗中患方的期望值和实际达到的治疗效果就很难达到一致。

第十八节　联合左半肝切除的肝胰十二指肠切除术

患者男性,66 岁,Bismuth-Corlette Ⅲb 型肝门部胆管癌并胆总管中下段浸润(图 2-18-1)。本病例的解剖变异来源于肠系膜上动脉(SMA)的替代性肝右动脉,由胃左动脉发出的副肝左动脉(LHA)。手术规划为无接触和整块切除的联合左半肝切除的肝胰十二指肠切除术。基本手术思路为以肝十二指肠韧带为中心,上肝下胰,先肝后胰,由上而下,整块切除标本。

【要点】

在肝十二指肠韧带的廓清过程中,应避免损伤异位起源的替代性肝右动脉。由于 LHA、RGA 和 GDA 均在手术的切除范围之内,故可在腹腔干发出肝总动脉的根部离断肝总动脉。

手术历时 4 个多小时,未输血,具体过程详见图 2-18-2。

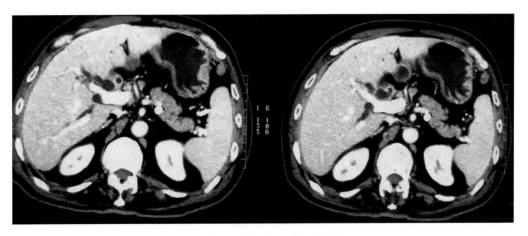

图 2-18-1 Bismuth-Corlette Ⅲb 型肝门部胆管癌术前影像学资料

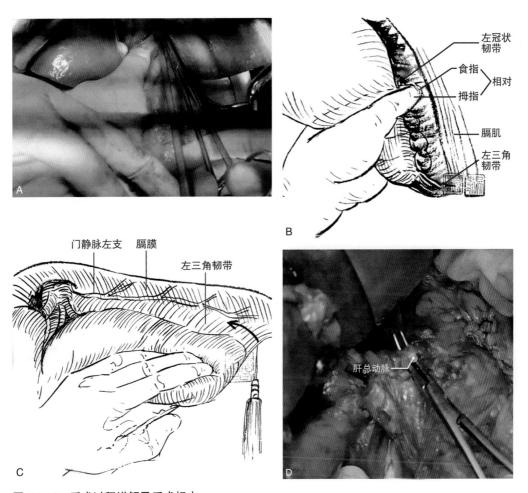

图 2-18-2 手术过程详解及手术标本

A、B. 左外叶的游离手法；C. 此种游离肝左外叶的手法缺点是没有对左外叶形成握持，易损伤肝脏下方脏器；D. 游离肝总动脉，从肝总动脉根部离断。

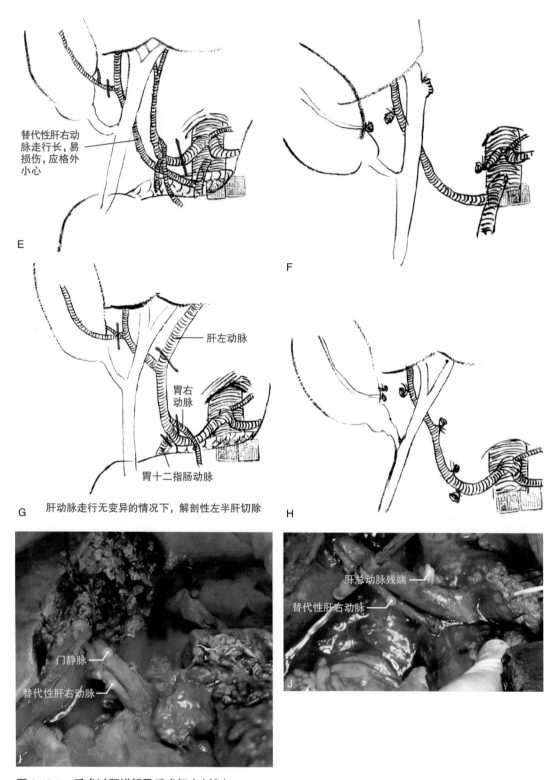

E. 替代性肝右动脉走行长，易损伤，应格外小心

F.

肝左动脉

胃右动脉

胃十二指肠动脉

G. 肝动脉走行无变异的情况下，解剖性左半肝切除

H.

门静脉

替代性肝右动脉

肝总动脉残端

替代性肝右动脉

J.

图 2-18-2　手术过程详解及手术标本（续）

E、F. 肝总动脉离断部位示意；G、H. 在肝动脉无变异的情况下各动脉支的离断线；I. 左半肝切除完成后；
J. 游离胰腺钩突部。

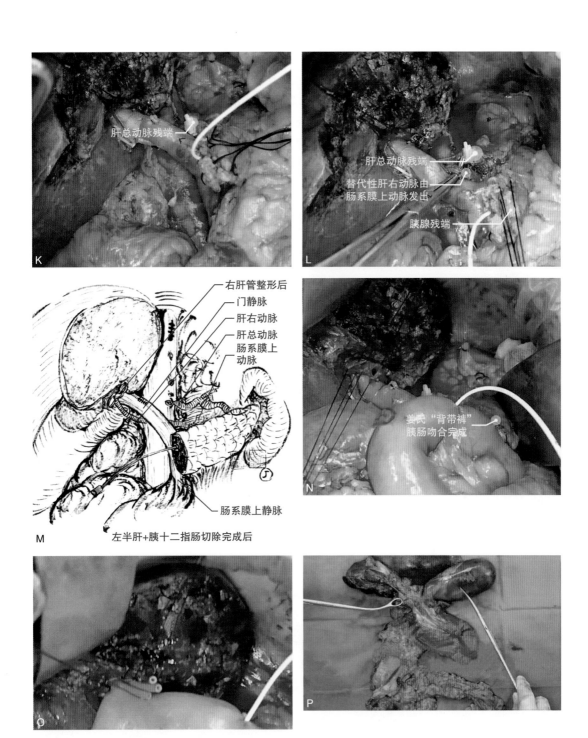

图 2-18-2　手术过程详解及手术标本（续）

K. 肝胰十二指肠切除后；L. 血管钳所挑起者为替代性肝右动脉根部；M. 完成肝胰十二指肠切除术示意，完整保留替代性肝右动脉；N. 胰肠吻合完成；O. 胆肠吻合后壁吻合完成；P. 手术切除标本。

【总结】

大范围肝切除术联合胰十二指肠切除术是一种极富挑战性的大手术,其挑战性不在于手术本身,单从技术层面来讲,这并不是一个难以完成的手术。这种手术的风险是客观存在的,其风险并不是半肝切除术和胰十二指肠切除术并发症的简单累积,而是两个重要脏器切除后的累积效应使得术后并发症更多、风险更大。医患双方都要做好患者术后恢复困难的准备,也要有处理各种术后严重并发症的能力。如果手术无法达到 R0 根治性切除的目标,不建议做这样创伤巨大的手术。

第十九节 肝胆外科最大的手术:肝移植联合胰十二指肠切除术治疗肝门部胆管癌

曾有人报道对 6 例原发性硬化性胆管炎(primary sclerosing cholangitis,PSC)早期(Ⅰ、Ⅱ期)胆管癌变的患者采用全肝切除 + 胰十二指肠切除和原位肝移植(OLT-whipple)的整体手术方案,取得了较好的效果。最长无复发生存期长达 10.1 年,且均活过 5 年。但对无法手术切除的肝门部胆管癌患者行肝移植(orthotopic liver transplantation,OLT)治疗的效果不理想。近年来,经优化治疗方案,结合术前放化疗等桥接治疗后再行肝移植,其预后已大为改善。

姜小清团队曾替一位肝门部胆管癌肿瘤浸润达胆总管下端、存在胰头后淋巴结转移的 65 岁女性患者,经综合桥接治疗后做了肝移植联合胰十二指肠切除术,术后 3 年患者仍存活。

手术过程见图 2-19-1。

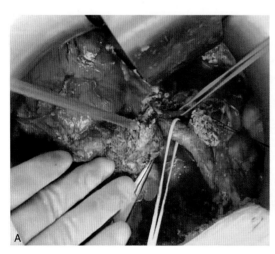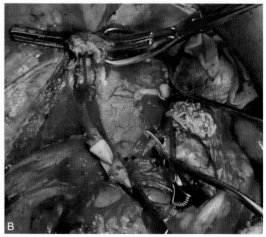

图 2-19-1 肝移植 + 胰十二指肠切除术

A. 离断胰腺并行区域淋巴结清扫;B. 全肝及胰十二指肠标本切除后的术野。

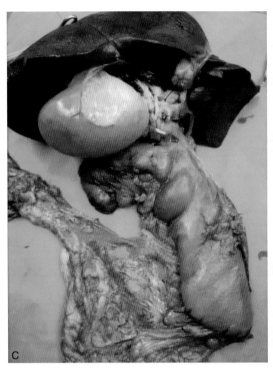
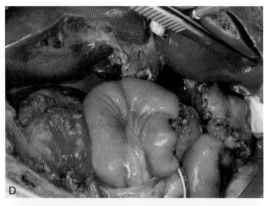
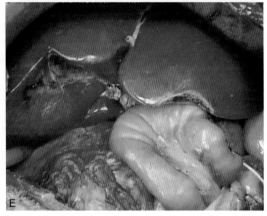

图 2-19-1　肝移植 + 胰十二指肠切除术（续）

C. 切除的手术标本；D. 肝移植完成后行胰肠吻合和胆肠吻合；E. 完成肝移植 + 胰十二指肠切除术。

【总结】

联合胰十二指肠切除术的原位肝移植是一种挑战极限的手术，在肝门部胆管癌的手术治疗中既不具有很强的实用性，也不具有很高的推广价值。但我们要知道，这也是一种可供选择的有可能让患者获益并获得相对较长存活期的治疗方法。

第二十节　联合腹腔多发转移灶切除的肝门部胆管癌切除术

患者女性，67 岁，Bismuth-Corlette Ⅲa 型肝门部胆管癌，腹腔镜胆囊切除、胆管探查、T 管引流术后 6 月余，PVE 术后 3 月余，腹腔种植转移。行转移灶切除并联合右半肝切除的肝门部胆管癌根治性切除术 + 胆肠吻合术，术后行腹腔热灌注化疗。术前影像学检查见图 2-20-1。

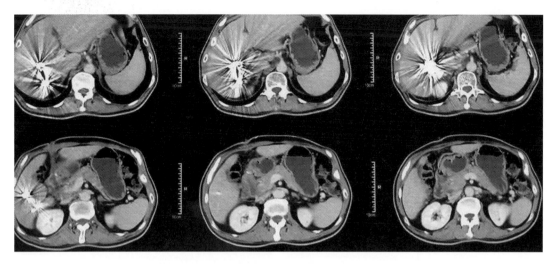

图 2-20-1　Bismuth-Corlette Ⅲa 型肝门部胆管癌，门静脉栓塞术后

　　术中见腹腔转移（图 2-20-2A~D）。5 个小时完成联合多发腹腔转移灶切除的肝门部胆管癌切除术，术中仅少量出血。手术过程见图 2-20-2。

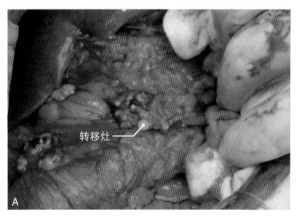
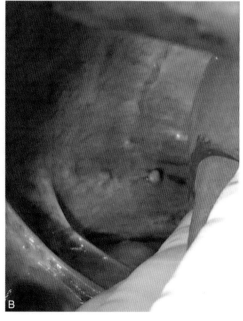

图 2-20-2　存在腹腔种植转移的 Bismuth-Corlette Ⅲa 型肝门部胆管癌病例手术治疗

A. 大网膜转移灶；B. 膈肌转移灶。

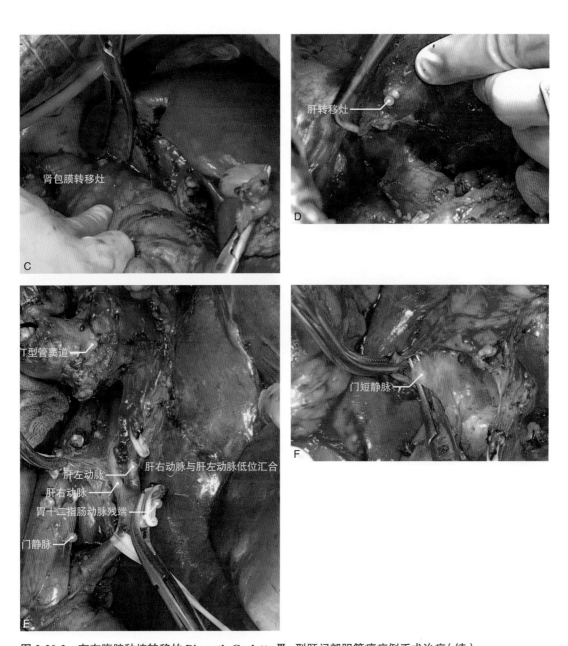

图 2-20-2 存在腹腔种植转移的 Bismuth-Corlette Ⅲa 型肝门部胆管癌病例手术治疗（续）

C. 肾包膜转移灶；D. 肝转移灶；E. 行肝十二指肠韧带骨骼化清扫；F. 游离结扎门短静脉。

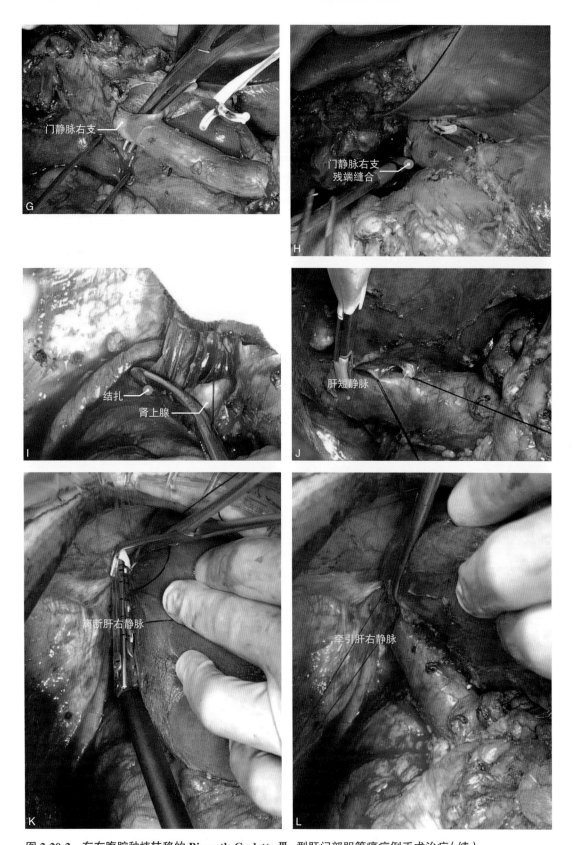

图 2-20-2　存在腹腔种植转移的 Bismuth-Corlette Ⅲa 型肝门部胆管癌病例手术治疗（续）

G. 游离出门静脉右支；H. 门静脉右支残端予以缝合；I、J. 结扎肝短静脉；K、L. 游离切断肝右静脉。

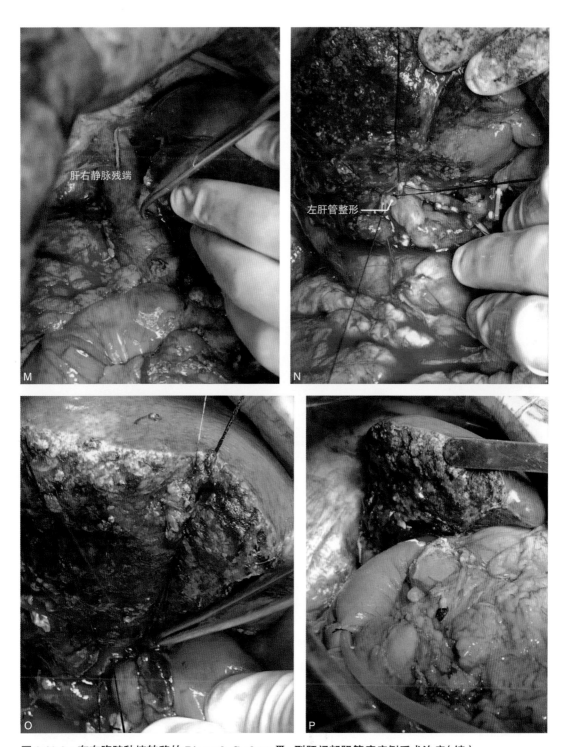

图 2-20-2　存在腹腔种植转移的 Bismuth-Corlette Ⅲa 型肝门部胆管癌病例手术治疗（续）

M. 游离切断肝右静脉；N、O. 左肝管整形；P. 完成胆肠吻合。

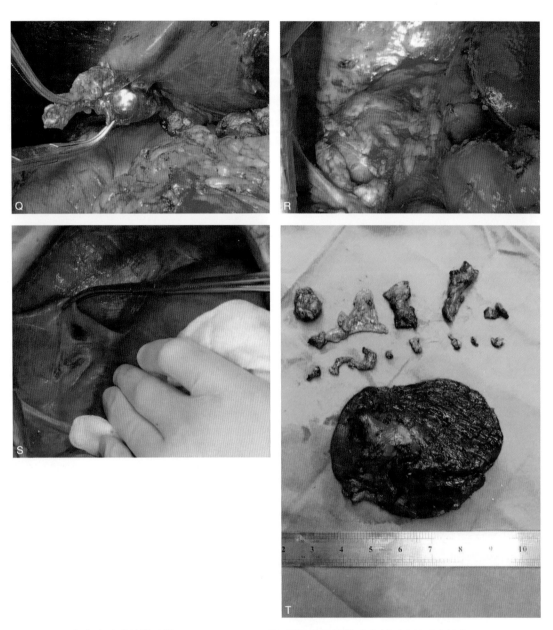

图 2-20-2 存在腹腔种植转移的 Bismuth-Corlette Ⅲa 型肝门部胆管癌病例手术治疗（续）

Q、R. 将肾包膜转移灶连同右肝一并切除；S. 切除膈肌转移灶；T. 切除的转移灶及右半肝。

【要点】

肿瘤的预后取决于：①病理分型。本例患者更像是胆管内乳头状黏液癌，总体预后是比较好的。此外，术后还可以通过对肿瘤组织的基因测序，寻找靶向治疗和免疫治疗药物，进行综合治疗。②探查发现。>5mm 的病灶都能够切除，且现在的观点是把腹膜看作是一个独立的器官,有腹膜外科医师用 10 多个小时一个一个切除腹膜和网膜上种植的肿瘤,术后也能收到好的治疗效果。③术后腹腔热灌注化疗能够很好地解决腹腔隐而未见的微小转移问题。综合以上原因,笔者团队为该患者施行了更为积极的手术治疗:切除转移灶。

由于恶性肿瘤细胞对 42℃以上的温度比较敏感,在此温度下肿瘤细胞易被灭活,因此腹腔内热灌注治疗是一种治疗恶性腹腔积液的方法,若在灌注液中加入化疗药物,则为腹腔内热灌注化疗。腹腔内热灌注化疗(图 2-20-3)具有明显的药代动力学优势,生物利用度较高,全身副作用较小。热效应可增强抗肿瘤药物的渗透性,使药物的渗透深度从 2~3mm 加深至 5mm。腹腔内热灌注化疗时,药物通过门静脉系统吸收入血,可提高门静脉药物浓度,有利于抑制或消灭肝脏内的微小转移灶。

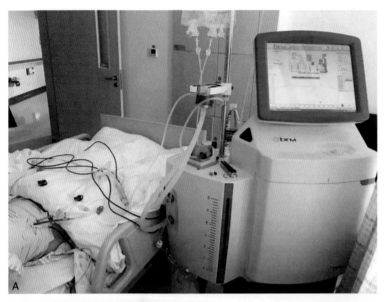

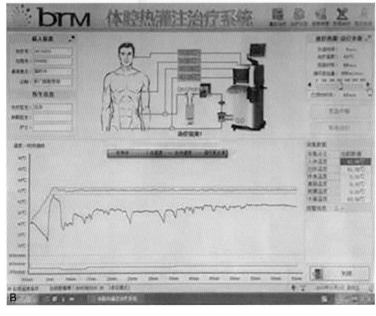

图 2-20-3　术后行腹腔内热灌注化疗

A. 腹腔内热灌注化疗中;B. 体腔热灌注化疗系统界面。

第二十一节　这例肝门部胆管癌是选择右三叶肝切除术还是扩大左半肝切除术？

患者男性，50 岁，Bismuth-Corlette Ⅳb 型肝门部胆管癌。影像学检查见图 2-21-1。虽然术前增强 CT 三维重建（图 2-21-1A）能够较好地体现肿瘤在肝门部胆管的位置（图 2-21-1B），但更多的是显示肿瘤结节，并不能体现出肿瘤在胆管壁的管壁纵向侵犯范围，也就是说只看三维重建影像得出的分型并不准确。本病例术前有两种手术方案的争议：①行门静脉右支 PVE，然后行右三叶肝切除术；②直接行扩大的左半肝切除术（图 2-21-1C），可见门静脉左支受侵犯，肿瘤总体位于左内叶，但向右前叶有突出（图 2-21-1D），肝右动脉疑似受侵犯（图 2-21-1E）。

【要点】

事实上，本病例的门静脉左支已然受侵变细，而门静脉右支主干未形成，门静脉右前支、右后支和门静脉左支（LPV）为三分叉型，如行 PVE，则门静脉右前支、右后支需要分别栓塞，栓塞左内叶门静脉支须经过受侵变细的 LPV 进行，难度很大，这些因素都会影响到 PVE 后左外叶的增长预期，未必能够达到手术目标。如果直接行左半肝切除术，肝右动脉大概率可以在血管神经鞘内完整剥离，而不影响手术效果，因此我们选择了第二种方案。

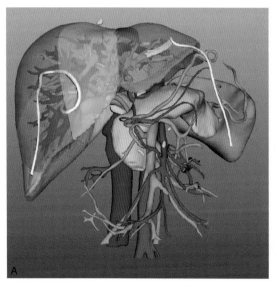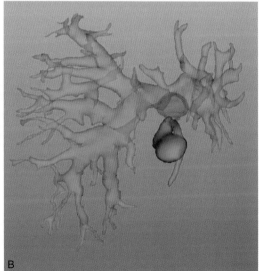

图 2-21-1　Bismuth-Corlette Ⅳb 型肝门部胆管癌术前增强 CT 三维重建影像

A. 整体观；B. 肿瘤在肝门部胆管的位置。

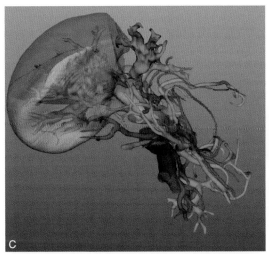

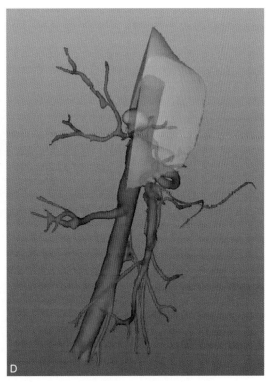

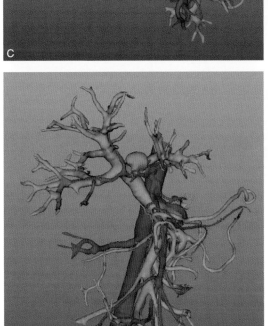

图 2-21-1　术前增强 CT 三维重建影像（续）

C. 预切除左半肝；D. 肿瘤和左内叶的关系；E. 肿瘤和门静脉及肝动脉的关系。

【手术过程】

在确定要行左半肝切除术后再离断肝左、肝中及胃右动脉。门静脉左支根部不受肿瘤侵犯，有足够的离断空间。行左半肝及左尾状叶切除，MHV 全程显露，胆管切除线向右半肝深入，胆管残端共有 5 个开口。术后分型为 Bismuth-Corlette Ⅳb 型（图 2-21-2）。

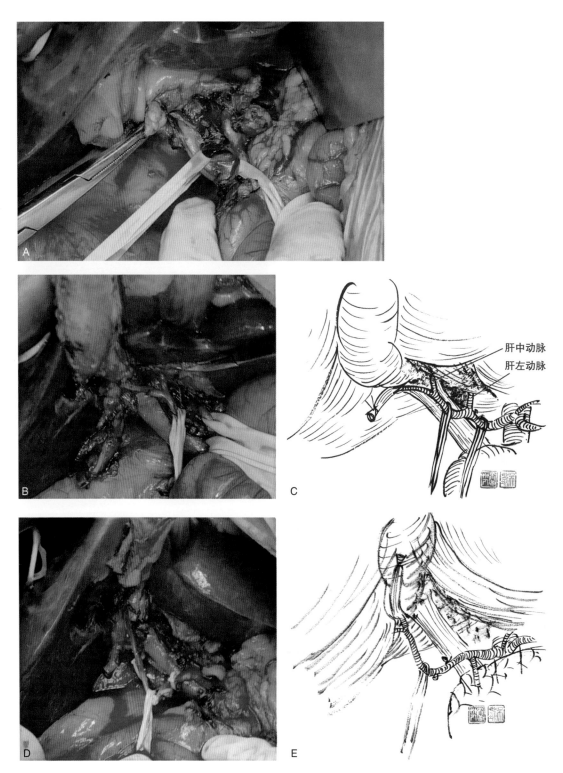

图 2-21-2　本例肝门部胆管癌手术过程及手术标本

A. 悬吊门静脉和胃十二指肠动脉；B、C. 鞘内剥离肝右动脉；D、E. 悬吊预保留肝动脉。

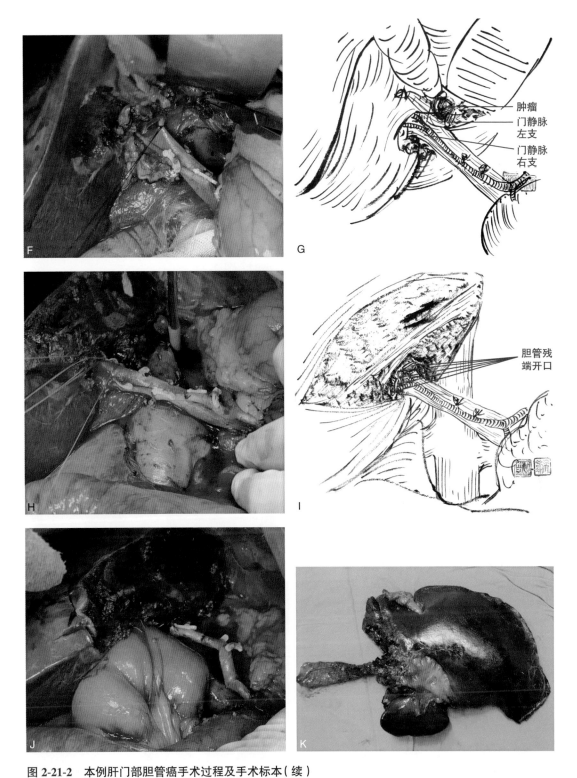

图 2-21-2　本例肝门部胆管癌手术过程及手术标本（续）

F、G. 分离出门静脉左支；H、I. 肿瘤根治性切除完成后；J. 胆肠吻合完成后；K. 手术切除标本。

【要点】

本病例肝右动脉从血管神经鞘内完全剥离,离开肿瘤,确认行左半肝切除术后肿瘤可以得到根治性切除。在分离出肝右动脉之前先不离断肝左动脉,以防止手术方向的改变。

第二十二节　Bismuth-Corlette Ⅳb 型肝门部胆管癌
左半肝切除术并门静脉分叉部切除吻合重建术

患者女性,56 岁,Bismuth-Corlette Ⅳb 型肝门部胆管癌。术前影像学检查可见门静脉分叉部受肿瘤侵犯,门静脉左支被肿瘤包绕(图 2-22-1、图 2-22-2)。切除门静脉分叉部,行门静脉右支和门静脉主干的吻合重建,切除左半肝,右侧肝管残端 3 个开口,整形后行胆肠吻合术,肝脏质地脆硬易出血。手术用时近 5 个小时(图 2-22-3)。

从不同层面显示门静脉分叉部受肿瘤侵犯、门静脉左支被肿瘤包绕的情况。

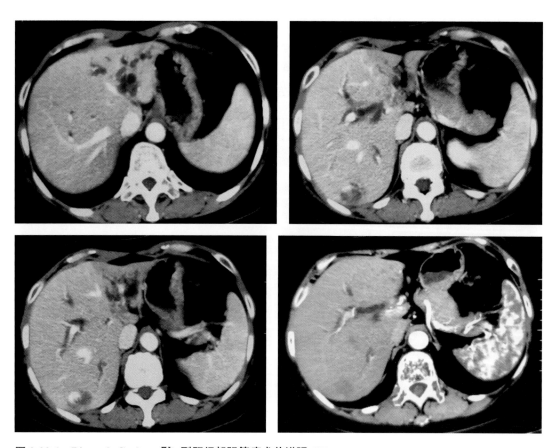

图 2-22-1　Bismuth-Corlette Ⅳb 型肝门部胆管癌术前增强 CT

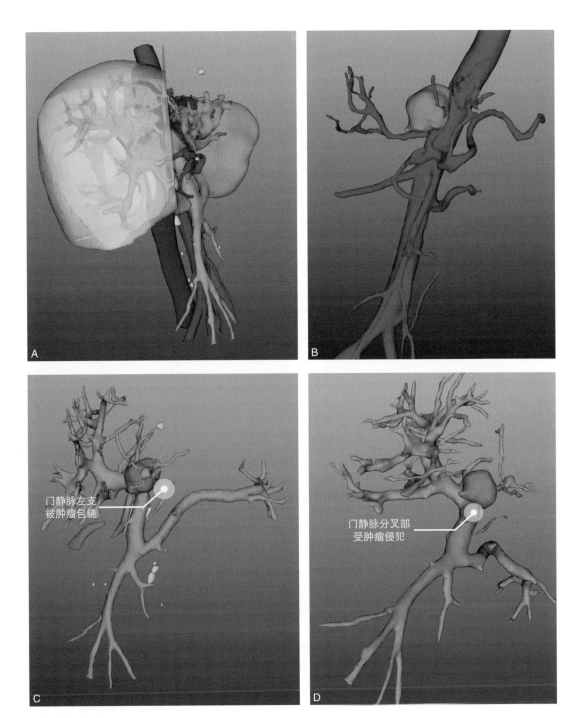

图 2-22-2　Bismuth-Corlette Ⅳb 型肝门部胆管癌术前三维重建

A. 预切除左半肝可见肿瘤有部分突入右半肝；B. 肝右动脉紧贴肿瘤，肝左动脉被肿瘤包绕；C. 门静脉左支被肿瘤完全包绕；D. 肿瘤侵犯门静脉分叉部。

图 C 标注：门静脉左支被肿瘤包绕

图 D 标注：门静脉分叉部受肿瘤侵犯

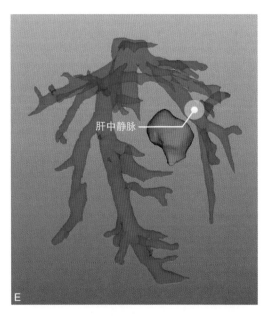

图 2-22-2　术前三维重建（续）

E. 肿瘤和肝中静脉（MHV）的关系。

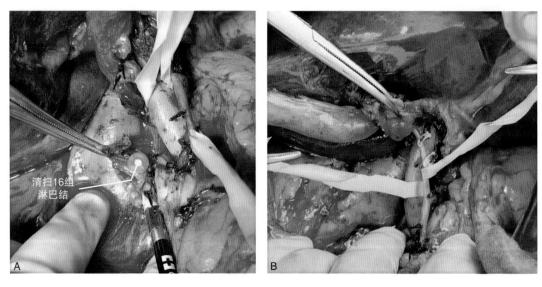

图 2-22-3　本例 Bismuth-Corlette Ⅳb 型肝门部胆管癌手术过程详解

A. 清扫 16 组淋巴结；B. 骨骼化清扫肝十二指肠韧带。

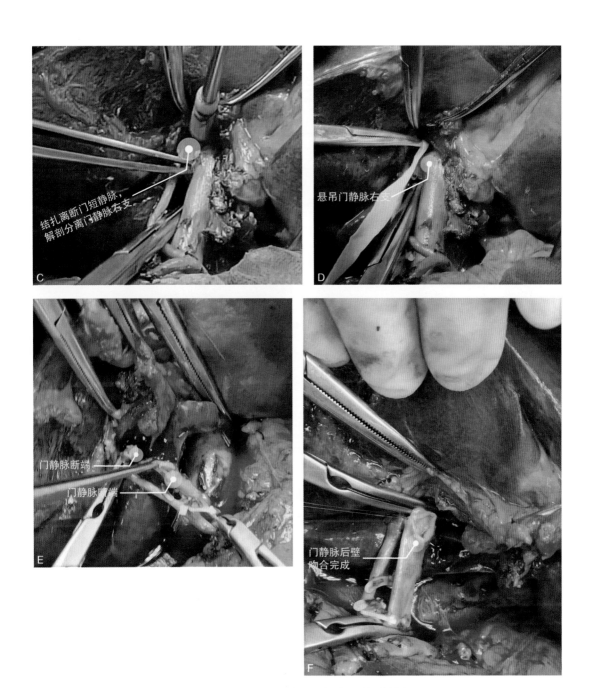

图 2-22-3　本例 Bismuth-Corlette Ⅳb 型肝门部胆管癌手术过程详解（续）

C. 分离门静脉右支；D. 悬吊门静脉右支；E. 门静脉吻合重建；F. 门静脉后壁吻合完成后。

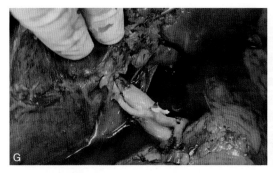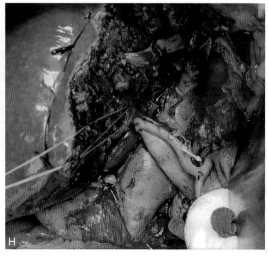

图 2-22-3　本例 Bismuth-Corlette Ⅳb 型肝门部胆管癌手术过程详解（续）

G. 门静脉吻合完成后；H. 肿瘤根治性切除完成后。

【要点】

1. 优先清扫 16 组肿大淋巴结并送术中快速冰冻病理检查。

2. 淋巴结廓清由下向上推进至肝门部，肝右动脉顺利与肿瘤分开，门静脉分叉部及门静脉左支受肿瘤侵犯。

3. 结扎离断门短静脉，解剖分离门静脉右支，悬吊门静脉右支，准备行门静脉分叉部切除吻合重建术。

4. 在上门静脉阻断钳时应注意门静脉主干和门静脉右支的对应关系，确保吻合后不发生门静脉扭转。

【总结】

肝门部胆管癌手术的重点和难点是肿瘤和肝门部三管结构的关系。一般来说，由于肿瘤与肝脏的动脉及门静脉的各分支共处于一个狭小的空间里，肿瘤非常容易侵犯到周围这些重要的血管。肿瘤一旦侵犯到周围血管，手术就变得更加困难，此时按照常规手术便很难达到 R0 根治性切除，因此往往被经验不足的手术团队看作是手术的禁忌证。其实，在有经验的团队，通过联合血管切除吻合重建术进行整块切除，这一问题一般都能够得到很好的解决，也就是说手术适应证是可以得到进一步拓展的。

第二十三节　1例特殊类型肝门部胆管癌的特殊手术方式

　　患者男性,58岁,无法进行Bismuth-Corlette分型的特殊类型的肝门部胆管癌。患者术前无黄疸,由于上腹部不适在常规彩超检查时发现肝内胆管扩张。MRCP提示为分离型右肝管,右后叶胆管扩张,右后叶胆管和胆总管交汇处充盈缺损(图2-23-1)。

【难点】

　　此患者胆管的扩张和肿瘤之间有两种因果关系:右后叶胆管扩张可能是右后叶胆管管梗阻所致;也可能右后叶胆管属于先天性胆管囊状扩张,现已癌变。

　　这种类型的分离型右肝管通常会存在另外一种变异——胆囊管由右后叶胆管发出(图2-23-2),这种情况在行胆囊切除术时非常容易损伤右后叶胆管。手术证实患者就属

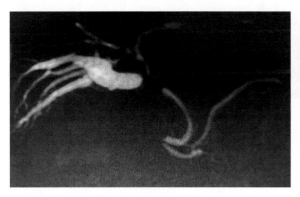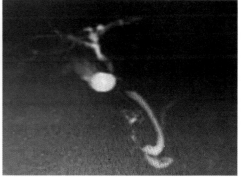

图2-23-1　磁共振胆胰管成像提示为分离型右肝管

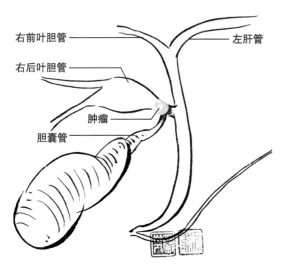

图2-23-2　分离型右肝管与胆囊管关系示意

于这种类型。增强 CT 提示右后叶胆管低位汇合,肿瘤位于肝外(图 2-23-3)。从三维重建(图 2-23-4)可清晰地看到:右后叶肝脏萎缩,右前叶胆管与左肝管、右后叶胆管与胆总管的汇合位置都比较低,肿瘤距离肝脏实质还有一定的距离。

根据影像学资料进行手术规划(图 2-23-5)。这例患者可供选择的手术方式比较多:可以行左半肝切除,或者右半肝切除,甚至单独右后叶切除也可以达到肿瘤治疗的目的。即便是不切除肝脏,也有达到手术治疗目的的可能性。

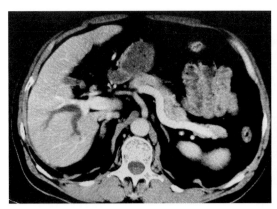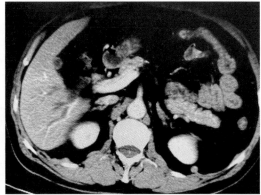

图 2-23-3 术前增强 CT

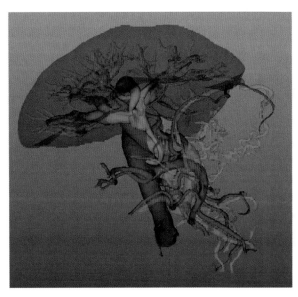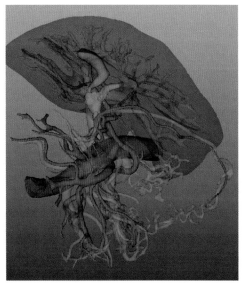

图 2-23-4 三维重建显示肿瘤与肝脏的关系

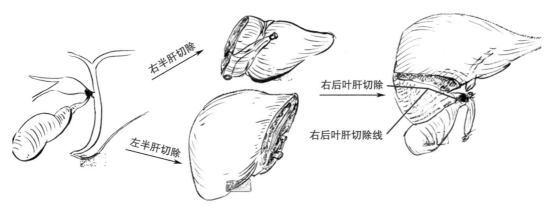

右半肝切除

左半肝切除

右后叶肝切除

右后叶肝切除线

图 2-23-5　本病例可选择术式示意

【要点】

1. 行右半肝切除术的优点是不用骨骼化肝右动脉,且胆管残端只有一个开口,便于胆肠吻合;缺点是剩余肝体积较小,离断右前叶胆管时有可能损伤左肝管。

2. 行左半肝切除术的优点是剩余肝体积较大,但是右前叶、右后叶胆管的残端相距较远,不利于行胆肠吻合,另外骨骼化肝右动脉也较为复杂。

3. 单独行右后叶切除术则能保留较大的剩余肝体积。胆管残端是一个开口,便于胆肠吻合,但是淋巴结清扫的工作量较大,肝外动脉各分支均需保留。

实际施行的手术是不联合肝切除的肝门部胆管癌根治性切除术(图 2-23-6)。术中见肝脏没有淤胆表现,右后叶肝脏萎缩。右前叶胆管和左肝管远离肿瘤,可在肝外离断;右后叶胆管在肝外也很长,在肝外离断其切缘阴性可以被保证,不用切除肝脏就可保证胆管上切缘阴性,但右后叶胆管距离右前叶胆管和左肝管开口较远,无法整形到一起。故右前叶胆管与左肝管整形后行胆肠吻合,右后叶胆管单独行胆肠吻合。

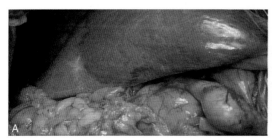
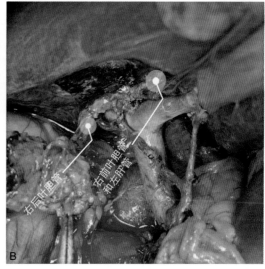

右后叶胆管

右前叶胆管和左肝管

图 2-23-6　本例特殊类型肝门部胆管癌手术过程及要点

A. 右后叶肝脏萎缩;B. 缝线悬吊离断后的右前叶胆管和左肝管开口。

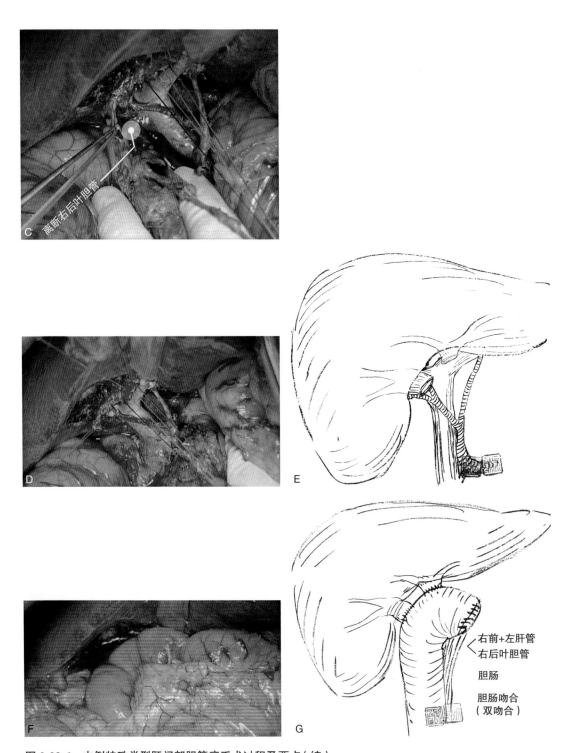

图 2-23-6　本例特殊类型肝门部胆管癌手术过程及要点（续）

C. 离断右后叶胆管；D、E. 肿瘤根治性切除完成后；F. 第一个胆肠吻合完成后；G. 两个胆肠吻合完成后。

【总结】

像这种无法用 Bismuth-Corlette 分型的特殊类型的肝门部胆管癌,笔者团队在最近 1 年频繁遇到,并非个例。对这种特殊类型的肝门部胆管癌应该有不同的手术方法和思路。

(吴小兵　姜小清)

参 考 文 献

[1] ISHIIZAWA T, HASEGAWA K, SANO K, et al. Selective versus total biliary drainage for obstructive jaundice caused by a hepatobiliary malignancy [J]. Am J Surg, 2007, 193 (2): 149-154.

[2] MAKUUCHI M, YAMAZAKI S, HASEGAWA H, et al. Ultrasonically guided cholangiography and bile drainage [J]. Ultrasound Med Biol, 1984, 10 (5): 617-623.

[3] HIRANO S, KONDO S, TANAKA E, et al. Outcome of surgical treatment of hilar cholangiocarcinoma: a special reference to postoperative morbidity and mortality [J]. J Hepatobiliary Pancreat Sci, 2010, 17 (4): 455-462.

[4] ROCHA F G, MATSUO K, BLUMGART L H, et al. Hilar cholangiocarcinoma: the Memorial Sloan-Kettering Cancer Center experience [J]. J Hepatobiliary Pancreat Sci, 2010, 17 (4): 490-496.

第三章

肝门部胆管癌手术与肝外胆管、门静脉及肝动脉的关系

第一节 联合肝 4b 段（肝脏左内叶下段）切除的扩大右半肝肝内胆管癌根治性切除术，胆管分叉部切除胆管对端吻合重建术

肝内胆管癌侵犯肝门部和肝门部胆管癌肝内转移在手术方式上经常有相似的地方，下面分享一个肝内胆管癌侵犯肝门部的手术病例。我们手术的目标还是紧密围绕肝门部进行。

患者男性，59 岁，肝内胆管癌。肿瘤围绕下腔静脉生长，压迫第一肝门，挤压肝中静脉（图 3-1-1）。

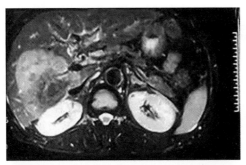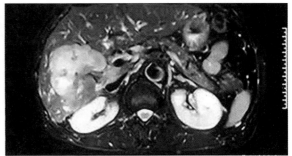

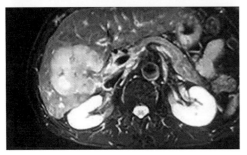

图 3-1-1　术前 MRI 提示肿瘤紧贴下腔静脉

手术难度极大,术中一度预行下腔静脉切除吻合重建术,后分离出下腔静脉,手术出现转机,经过 5 个小时的奋战,顺利完成手术,术中无输血(图 3-1-2)。

【要点】

1. 右后下静脉是一支粗大的肝短静脉,由于粗大,所以变成有名静脉(见图 3-1-2B)。

2. 肿瘤和下腔静脉之间的分离成为手术成功的关键步骤。肿瘤和下腔静脉分离后手术出现转机(见图 3-1-2C~F)。

3. 采用肝门优先策略,经过对第一、第四、第三、第二肝门的依次处理后准备肝切除。预行联合肝 4b 段切除的扩大右半肝切除术(见图 3-1-2J、K)。

【总结】

此患者肝内胆管癌部位刁钻,肿瘤主要生长于肝 7 段和肝 1 段的尾状突及腔静脉旁部,对下腔静脉形成了合围之势,并压迫第一肝门,手术相对困难。在胆管癌里,以肝内胆管癌的预后最差,获得手术根治的机会相对低。手术过程中一度认为肿瘤无法从下腔静脉分离,预联合行下腔静脉切除吻合重建术,后经手指钝性分离(这就是手术中左手的重要性,

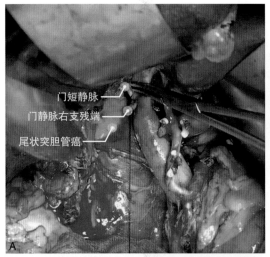
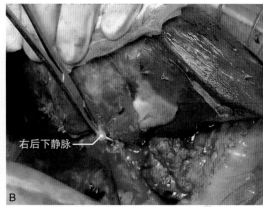
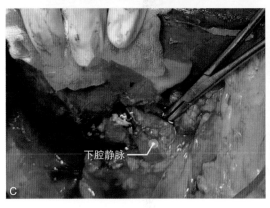
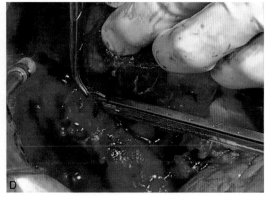

图 3-1-2 肝内胆管癌侵犯肝门部病例手术过程

A. 肝十二指肠韧带淋巴结的清扫与肝门部胆管癌并无区别;B. 右后下静脉;C. 下腔静脉似受侵犯,拟行下腔静脉切除重建术,分离下腔静脉;D. 将肿瘤与下腔静脉分离。

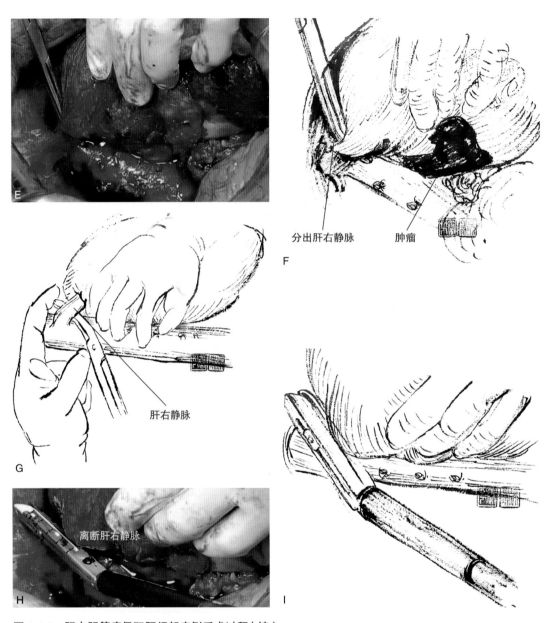

图 3-1-2 肝内胆管癌侵犯肝门部病例手术过程（续）

E. 下腔静脉；F. 准备离断下腔静脉韧带；G. 分离肝右静脉；H、I. 用直线切割闭合器离断肝右静脉。

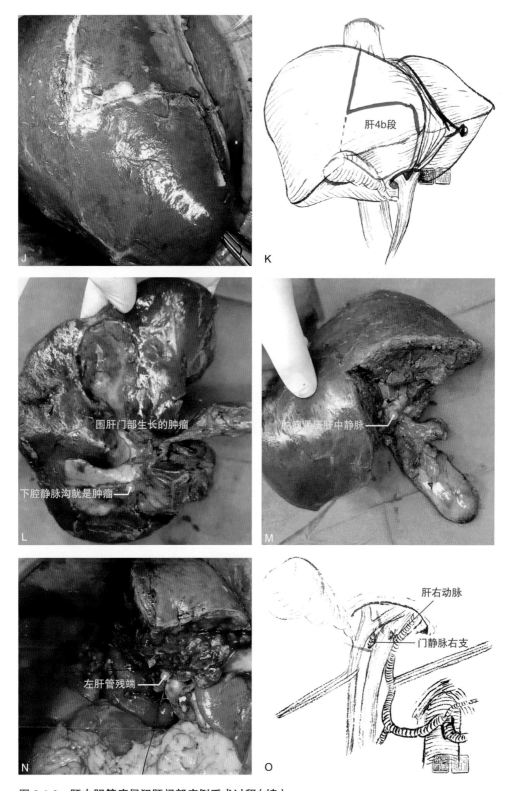

标记肝4b段

围肝门部生长的肿瘤

下腔静脉沟就是肿瘤

肿瘤紧压肝中静脉
肿

左肝管残端

肝右动脉

门静脉右支

图 3-1-2　肝内胆管癌侵犯肝门部病例手术过程（续）

J. 预行联合肝 4b 段切除的扩大右半肝切除术，标记肝切除线；K. 预行联合肝 4b 段切除的扩大
右半肝切除术，标记肝切除线；L、M. 切除后标本的腹侧观和背侧观；N. 被肿瘤侵犯的左右肝
管分叉部被切除；O. 左右肝管分叉部及肝总管切除示意。

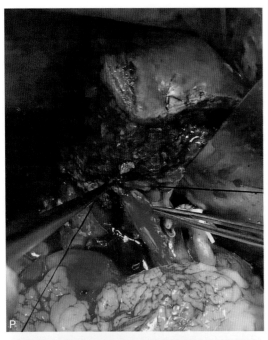

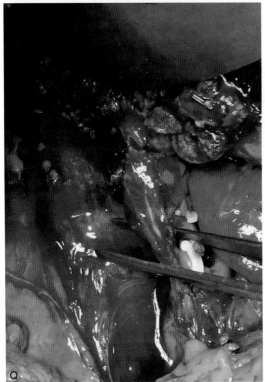

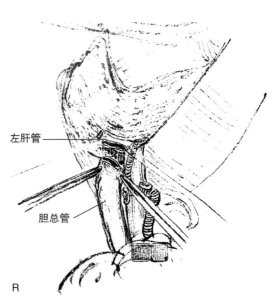

左肝管

胆总管

图 3-1-2　肝内胆管癌侵犯肝门部病例手术过程（续）

P. 拟行左肝管与胆总管对端吻合；Q、R. 用 7-0 血管缝合线对端吻合左肝管和胆总管。

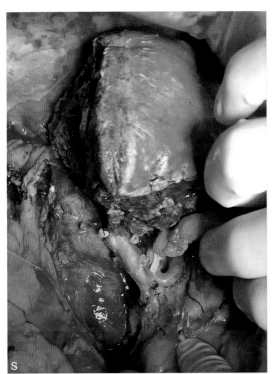

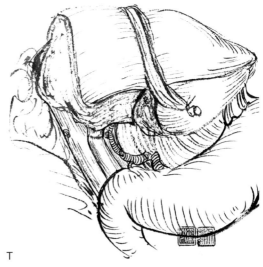

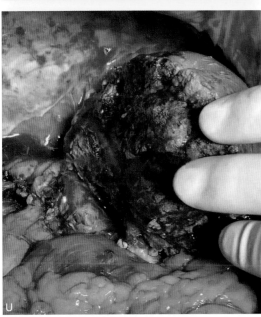

图 3-1-2　肝内胆管癌侵犯肝门部病例手术过程（续）

S、T. 用肝移植技术完成左肝管和胆总管端端吻合；U. 手术完成后的术野。

所有的器械都不如手指柔软,不如手指有温度,组织结构全在一捏、一触、一捻间),找到间隙,肿瘤和下腔静脉分离,使手术得以顺利完成。整个手术过程完全和肝门部胆管癌的手术过程一样,采用肝门优先的手术策略。由于肿瘤压迫肝门部,左右肝管分叉部受侵犯,手术切除了左右肝管分叉部和肝总管,做了左肝管和胆总管的对端吻合,这是和肝门部胆管癌需行肝外胆管切除才能够达到 R0 根治性切除所不同的地方。

第二节　保护胰十二指肠上后动脉,
防止胆总管缺血性狭窄

对于部分胆囊癌及肝内胆管癌患者,在做根治性切除的过程中都需要行后腹膜及肝十二指肠韧带淋巴结的廓清,但这部分患者一般不需要切除肝外胆管,这时候,淋巴结廓清的彻底性和胆总管缺血之间就出现了矛盾。如何才能做到既彻底清扫淋巴结,又不致于在后期引起胆总管缺血性狭窄呢? 我们通过一个手术实例来认识胰十二指肠上后动脉(posterior superior pancreaticoduodenal artery,PSPDA)和术中保护 PSPDA 对预防术后胆总管缺血性狭窄的重要性。

这是一例肝内胆管癌患者,行根治性切除术,术中发现多处肝动脉变异:替代性肝右动脉独立异位起源,走行于门静脉后方。肝总动脉直接分出 GDA、肝左动脉和肝中动脉,没有肝固有动脉形成,胃右动脉起源于肝左动脉(图 3-2-1 ~ 图 3-2-3)。

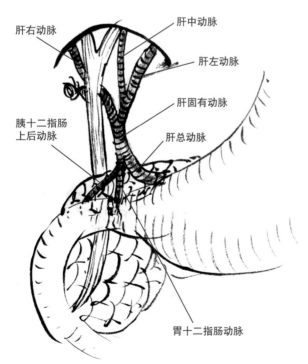

图 3-2-1　正常情况下胰十二指肠上后动脉与肝动脉的关系示意

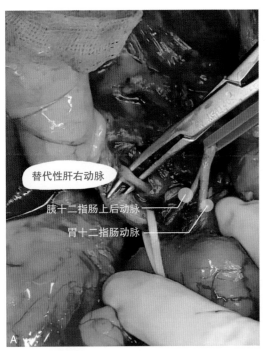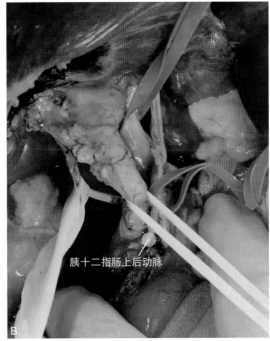

图 3-2-2　骨骼化清扫后保护完好的胰十二指肠上后动脉

A. 分别牵拉胃十二指肠动脉和门静脉,显露胰十二指肠上后动脉;B. 向不同的方向牵拉门静脉,显露胰十二指肠上后动脉。

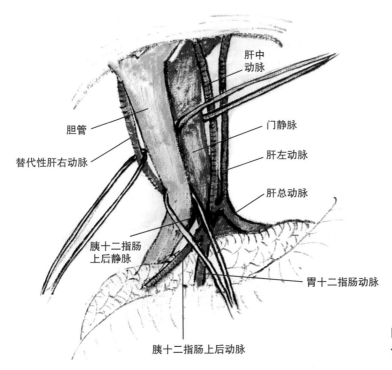

图 3-2-3　肝十二指肠韧带骨骼化后的脉管结构

【要点】

　　PSPDA 是由 GDA 分出的第一个分支（图 3-2-4、图 3-2-5），通常在胰头上缘跨过胆管前面，然后通过胆管前面到达胆管右侧，绕至胆管后方形成胰头部的后血管弓。PSPDA 供给十二指肠上部及胆管 60% 的血流，胰腺段胆管则由 PSPDA 的一个分支（乳头动脉）于胰腺段胆管的右后方所发出的分支供血。

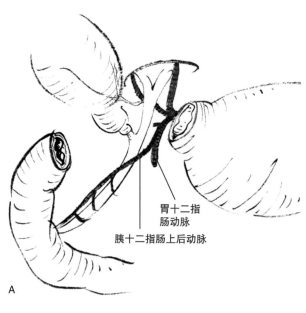

胃十二指
肠动脉

胰十二指肠上后动脉

A

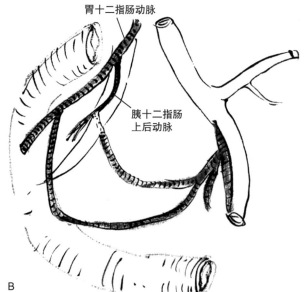

胃十二指肠动脉

胰十二指肠
上后动脉

B

图 3-2-4　胰十二指肠上后动脉走行及供血范围

A. 胆总管下端血管丛主要由胰十二指肠上后动脉发出；B. 胰十二指肠上后动脉通常从胰头部上缘跨过胆管前面，然后绕至胆管后方形成胰头部的后血管弓。

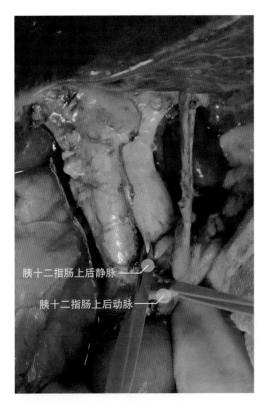

胰十二指肠上后静脉 ——

胰十二指肠上后动脉 ——

图 3-2-5　清晰解剖、显露胰十二指肠
上后动脉和胰十二指肠上后静脉

【难点】

在淋巴结清扫时如果损伤了 PSPDA 并彻底离断了胆管周围的动脉则可导致术后胆管缺血性狭窄。因此,在行保留胆总管的肝十二指肠韧带淋巴结廓清时一定要注意保留此血管,并不可对胆总管周围组织清除得过于干净,以免影响胆管血运。

【总结】

肝门部胆管癌手术一般都需要切除肝外胆管,因此对 PSPDA 和胰十二指肠上后静脉(superior posterior pancrenaticoduodenal vein, PSPDV)这两支血管都不会特意保护,相反,为了淋巴结廓清的彻底性,一般都会主动离断这两支血管。由于对这两支血管的认识缺乏,在肝门部胆管癌手术中,处理胆(胆总管)胰交汇处时常有意外出血,多半都是对这两支血管的意外损伤所引起。PSPDV 直接从门静脉发出,发出后从胰腺上缘进入胰腺后方,壁菲薄,极易撕裂出血,离断时应单独带线结扎离断。

第三节　罕见肝动脉变异,肝总动脉起源于肠系膜上动脉

患者男性,52 岁,Bismuth-Corlette I 型肝门部胆管癌。

术前增强 CT 及 CTA 检查可见肝总动脉起源于肠系膜上动脉(图 3-3-1)。将增强 CT 进行三维重建,可以多维、多角度、更加直观地查看肝动脉、门静脉与肿瘤的关系。从后面观可见肝总动脉从肠系膜上动脉发出,并从门静脉后方走行,然后在门静脉后方分叉为肝左右动脉。如图 3-3-2 所见肝动脉右前支、右后支在门静脉右侧分叉,向上卡住门静脉分叉部。

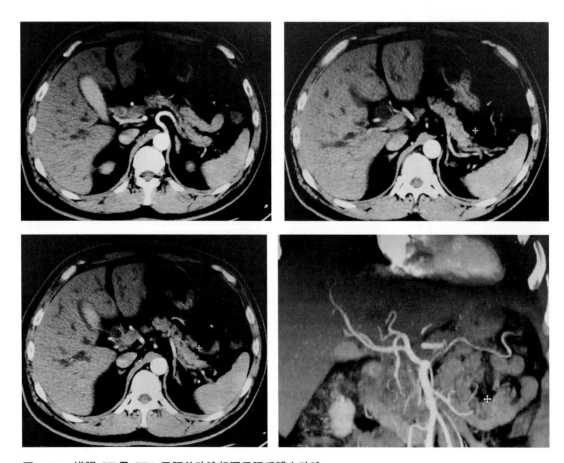

图 3-3-1　增强 CT 及 CTA 示肝总动脉起源于肠系膜上动脉

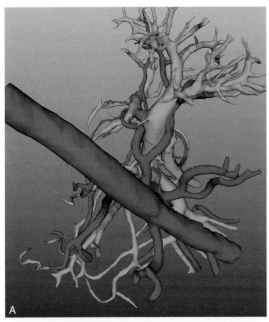
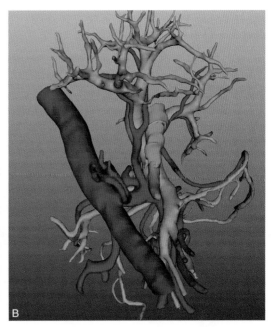
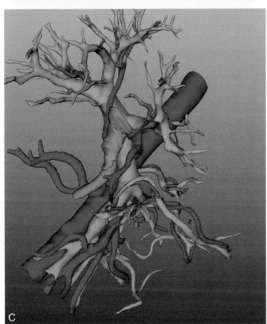

图 3-3-2 增强 CT 三维重建观察肝动脉、门静脉与肿瘤的关系

A. 后面观肝动脉与门静脉的关系,肝动脉左右分叉,卡住门静脉主干;B. 右侧位观看肝动脉与门静脉的关系;C. 胃十二指肠动脉从门静脉后方绕行至前方并从左上至右下斜行。

对整个肝动脉系统进行复原绘图(图 3-3-3):腹腔干发出脾动脉和胃左动脉,无肝总动脉发出。肝总动脉是从肠系膜上动脉发出的,进入门静脉后方走行,随后在门静脉后方分出肝右动脉和肝左动脉,卡住门静脉主干。肝右动脉走行至门静脉右侧后分出右前支和右后支肝动脉并分别在门静脉右支前后方上行。肝左动脉则分出了胃十二指肠动脉和肝左动脉的左内叶支和左外叶支及胃右动脉。胃十二指肠动脉从门静脉后方绕行至其前方并从左上至右下斜行。

手术可见在胰腺上缘处门静脉前、左、右三面被胃十二指肠动脉、肝总动脉和肝右动脉所包绕（图 3-3-4）。

【难点】

事实上，在实际手术中，肝动脉的变异走行绝非手绘图所示那样清晰可见，如术前对该变异没有一个清晰的认识，在手术中极易造成无法弥补的损伤。

根据美国的 Michels 于 1966 年对肝动脉变异的分型，迷走肝右动脉来源于肠系膜上动脉者达迷走肝动脉的 22%，可视作常见变异。本例患者肝总动脉起源于肠系膜上动脉，归为Ⅸ型，约占 2.5%，但在临床上更为罕见。肝门部胆管癌患者出现这种变异，无论是行左半肝切除术，还是行右半肝切除术，都是非常不利于手术的，应该高度重视。

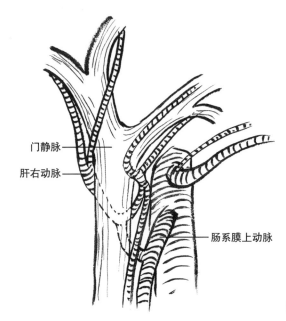

图 3-3-3　肝动脉走行的立体结构

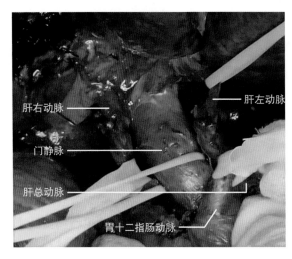

图 3-3-4　胰腺上缘门静脉与胃十二指肠动脉、肝总动脉及肝右动脉的关系

第四节　相同的肝动脉系统变异，不同的空间穿插走行

肝动脉的变异普遍存在，如果脱离组织结构之间的关系，仅从肝动脉的起源变异来说则并不复杂，前人已经有了很多总结。肝动脉变异真正复杂的是其在肝十二指肠韧带三管结构中的立体结构，即其穿插走行方式。

患者男性，67 岁，Bismuth-Corlette Ⅰ型肝门部胆管癌。此患者同样是肝动脉系统起源于肠系膜上动脉的变异，但肝动脉各分支在肝十二指肠韧带中的穿插走行方式又有不同。

肝动脉各分支在肝十二指肠韧带中的穿插走行方式不同，对手术的影响也会不同。通过术前影像学检查（图 3-4-1）结合术中所见（图 3-4-2）可知：肝总动脉从肠系膜上动脉发出后于门静脉后方向右上方斜行，随后在门静脉右侧缘与胰腺上缘处分出肝左动脉、肝右动脉及胃十二指肠动脉，肝右动脉沿门静脉右缘上行，而肝左动脉则绕行至门静脉前方，胆总管后方，斜向左上方走行入肝。

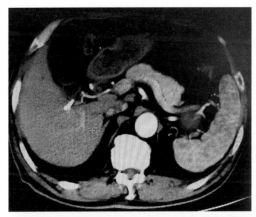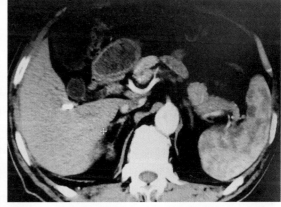
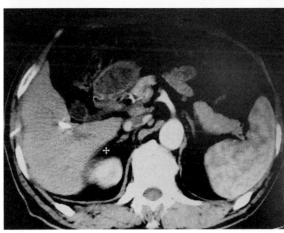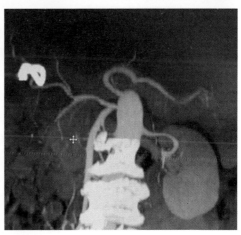

图 3-4-1　术前增强 CT、CTA 示肝动脉系统异位起源于肠系膜上动脉

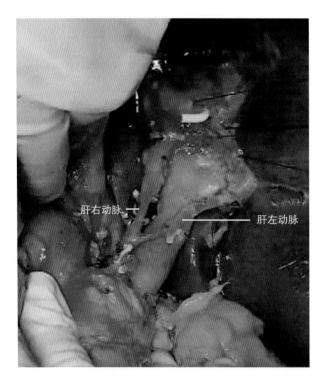

图 3-4-2　术中所见肝右动脉和肝左动脉的关系

【要点】

1. 图 3-4-3 展示的是正常情况下肝动脉系统和门静脉、肝外胆管的关系,而图 3-4-4 所示是本例患者肝动脉的变异。在去除门静脉和肝外胆管的情况下,这种变异似乎平淡无奇,好像只是肝总动脉由腹腔干下移至肠系膜上动脉起源而已,这样微小的变化,当然也就看不出能对手术造成什么不利的影响了。但如图 3-4-5 所示,如果考虑到肝动脉和门静脉的关系,情况就发生了很大的变化:肝总动脉跑到了门静脉的后方,胃十二指肠动脉从门静脉左缘跑到了门静脉右缘,斜跨门静脉前方的肝右动脉变成了肝左动脉,斜跨的方向也恰恰相反,从正常的左下至右上变成了右下至左上。

2. 结合图 3-4-6,如果再考虑到胆总管及其肿瘤,那么此患者肝门部胆管癌更容易受侵犯的就是肝左动脉而非肝右动脉了,如果手术需要联合肝切除的话,则行左半肝切除术更容易获得手术根治。

【总结】

肝总动脉起源于肠系膜上动脉的变异只占肝动脉异位起源的 2.5%,在临床上属于罕见变异,笔者在多年的临床实践中几乎没有遇到过,但本章第三节和第四节 2 例患者在笔者团队同一周内手术,先后发现,有一种同病相"连"的感觉。通过对 2 个病例的总结我们可以看到,即使是同一种变异类型,如果要考虑到肝动脉和门静脉、胆总管之间的立体结构,空间穿插走行方式,两者的变化差别也是巨大的,对手术造成的不利影响也不一样。对于这种变异,如果术前没有仔细阅片,术中又没有警惕性,极易造成损伤,如果导致术中不可控的大出血及术后肝缺血、肝脓肿、肝衰竭,那简直就是灾难。

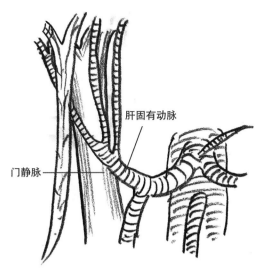

图 3-4-3　肝动脉的正常走行

肝固有动脉

门静脉

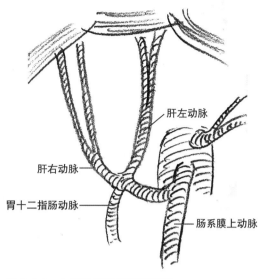

图 3-4-4　本例患者的肝动脉变异

肝左动脉

肝右动脉

胃十二指肠动脉

肠系膜上动脉

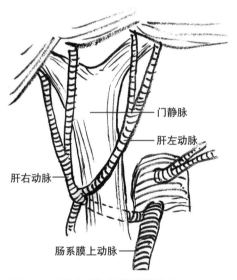

图 3-4-5　肝动脉与门静脉的关系

门静脉

肝左动脉

肝右动脉

肠系膜上动脉

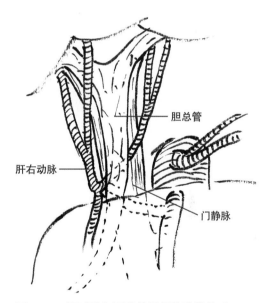

图 3-4-6　肝动脉与胆总管及门静脉的关系

胆总管

肝右动脉

门静脉

第五节　1 例由腹腔干独立起源的肝右动脉变异的肝门部胆管癌

　　迷走肝右动脉异位起源于肠系膜上动脉者临床多见。像这种替代性肝右动脉独立,异位起源于腹腔干者罕见,在美国 Michels 分型中没有列出这一类型。在著名的《奈特外科学彩色图谱:解剖与手术入路》中将肝动脉变异分为 8 型,其中第 2 型为肝动脉早分叉或各自独立起源于腹腔干,这是一种很笼统的分类,并且没有具体占比。肝右动脉独立起源于腹腔干在临床上也鲜有遇见，我们有理由认为这就是一种罕见变异。

此病例是笔者团队于 2018 年 4 月在一台肝门部胆管癌手术中遇见的，其术前 CT 见图 3-5-1。

如图 3-5-2、图 3-5-3 所示，此替代性肝右动脉从门静脉后方经过，行程较长，在淋巴结廓清的过程中非常容易发生损伤，也增加了动脉鞘内剥离、廓清肝右动脉的工作量。但这种

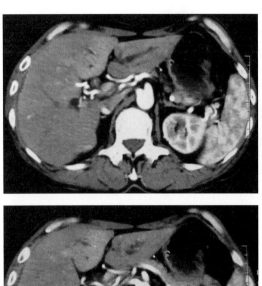
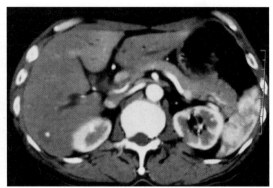
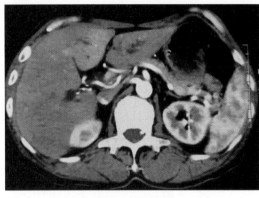

图 3-5-1　术前 CT 所示替代性肝右动脉起源于腹腔干

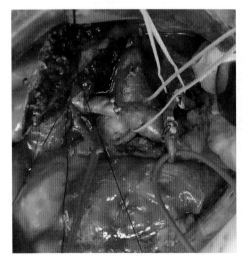
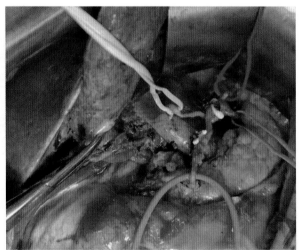

图 3-5-2　替代性肝右动脉起源于腹腔干，经门静脉后方斜行进入肝脏

异位走行的肝右动脉走行在门静脉后方,不易被肝门部胆管癌所侵犯,从这个角度来说这是有利于手术的一种变异。图 3-5-4 更加直观,可见肝右动脉独立起源于腹腔干,与肝总动脉相分离。

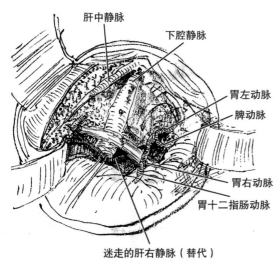

图 3-5-3　替代性肝右动脉起源于腹腔干,经门静脉后方走行进入肝脏示意

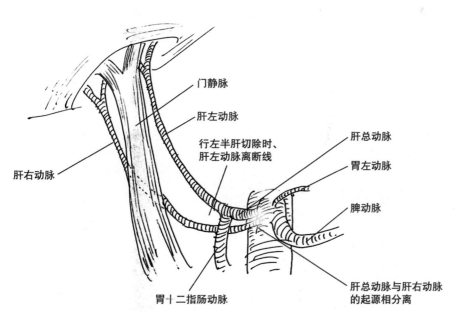

图 3-5-4　肝右动脉独立起源于腹腔干示意

第六节　起源于胃十二指肠动脉的肝右动脉
变异的肝门部胆管癌手术

【病例介绍】

患者女性,65 岁,Bismuth-Corlette Ⅲa 型肝门部胆管癌。行联合左半肝及左尾状叶切除的肝门部胆管癌根治性切除术。

此患者有两个特点:①胆囊小到各种术前影像学检查都不能发现。术中发现,胆囊萎缩成黄豆大小,质硬,胆囊腔基本消失。术前彩超、增强 CT 及磁共振检查均未发现胆囊存在,一度以为胆囊已切除,但患者无手术史。术中才发现一个黄豆大小的硬节即为胆囊。②肝右动脉来源于胃十二指肠动脉(图 3-6-1)。

【难点】

肝右动脉来源于胃十二指肠动脉是一种不利于手术的变异,由于肝右动脉走行于胆总管正前方,给胆总管的游离切断造成了不利影响,且此患者的肝右动脉也受到了萎缩瓷化的胆囊压迫并受到胆管肿瘤的侵犯。

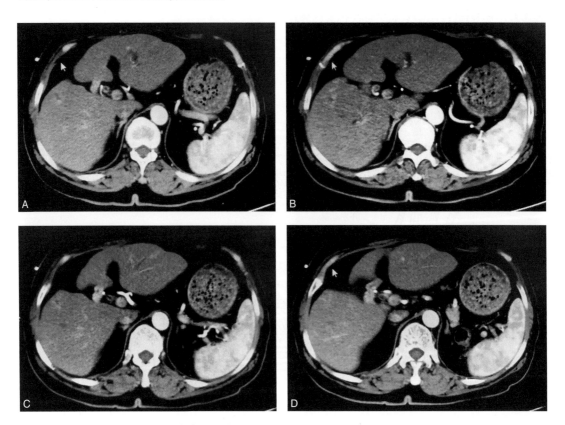

图 3-6-1　起源于胃十二指肠动脉的肝右动脉

A~D. 术前 CT 提示肝右动脉来源于胃十二指肠动脉,并于胆总管前方走行。

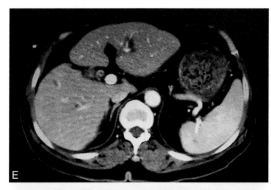

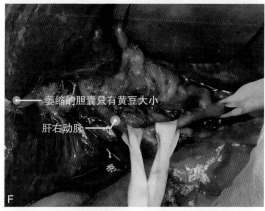

萎缩的胆囊只有黄豆大小

肝右动脉

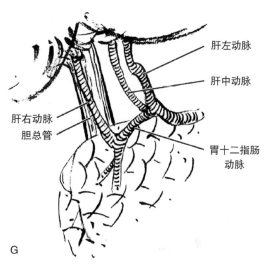

肝左动脉

肝中动脉

肝右动脉
胆总管

胃十二指肠
动脉

图 3-6-1 起源于胃十二指肠动脉的肝右动脉（续）

E. 术前 CT 提示肝右动脉来源于胃十二指肠动脉，并于胆总管前方走行；F. 术中见肝右动脉来源于胃十二指肠动脉；G. 肝右动脉来源于胃十二指肠动脉示意。

【要点】

这种类型的肝动脉变异还可以理解为 GDA 是发自 RHA，笔者认为这两种认识都是可以的，没有对错之分。但我们现在谈的是肝动脉，说的是肝动脉和相关血管的关系，那么我们把这种变异解读为肝右动脉起源于 GDA 则更为恰当，更有利于明确手术当中特意要保护的血管主体。

第七节　2 例肝动脉解剖变异的三维重建

传统影像学检查可以发现许多有用的血管变异信息，特别是 CTA 检查。但多数情况下需要通过单纯 CT 阅片在脑海里建立起血管的立体图像，这是需要医师强大的空间构图能力和大量的阅片训练，否则很难在脑海里建立起立体图像。利用计算机技术，对增强 CT 检查的截面图像进行三维重建，让图像立体化、可视化，并通过相关软件多角度、多维度地去理解肿瘤和周围血管的关系，对肿瘤的可切除性进行模拟切除，正好能弥补截面图的数据丢失缺陷，缩短专科医师进行阅片训练的时间，在肝门部胆管癌患者的诊断和手术规划中有着重要的地位。

　　2 例肝门部胆管癌患者的肝动脉解剖变异（也就是所谓的迷走肝动脉），都属于替代性肝右动脉，而非副肝右动脉。

　　第一例患者（图 3-7-1）的 RHA 起源于 SMA，这也是较为常见的一种肝右动脉变异类型，约占 11%（图 3-7-2）。此病例行右半肝切除术，属于有利于手术的变异。

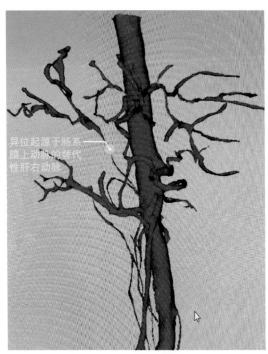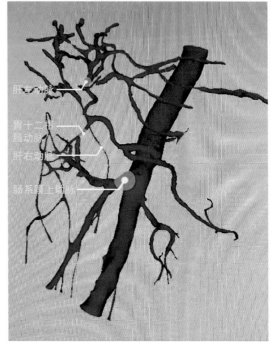

异位起源于肠系膜上动脉的替代性肝右动脉

肝左动脉

胃十二指肠动脉

肝右动脉

肠系膜上动脉

图 3-7-1　替代性肝右动脉异位起源于肠系膜上动脉增强 CT 三维重建影像
增强 CT 三维重建分层去除各影响因素，仅保留动脉成像，从不同角度观看肝动脉起源和走行。

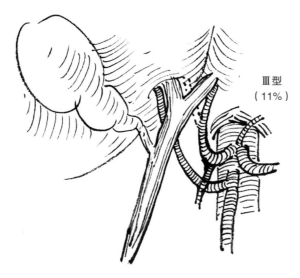

Ⅲ型
（11%）

图 3-7-2　替代性肝右动脉起源于肠系膜上动脉，在美国 Michels 分型中属于Ⅲ型

第二例患者（图 3-7-3）属于罕见的肝右动脉变异，RHA 来源于 GDA，在一项 1 500 例的大样本解剖研究中，未发现此种类型。在另一个大样本分型解剖研究中有 1 例这样的患者被发现（图 3-7-4）。笔者团队这是第二次碰到这种罕见类型。前一次是在此前 2 年，也是肝门部胆管癌的患者。此患者行左半肝切除术，属于不利于手术的变异，术中需格外小心，以免误伤。

三维重建图像对肝门部胆管癌患者是非常实用的，其具体应用也是多方面的。这里仅仅把同时住院的 2 例患者的肝动脉变异图像做一个对比，以说明三维重建在肝门部胆管癌病例应用的一个方面。

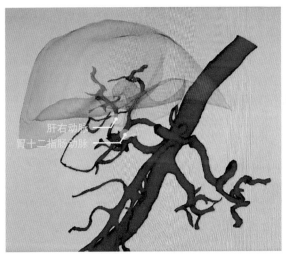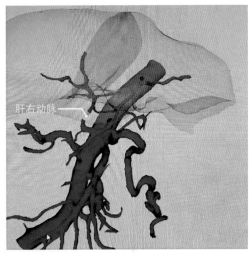

图 3-7-3　肝右动脉来源于胃十二指肠动脉病例增强 CT 三维重建影像
增强 CT 三维重建从不同角度查看肝右动脉和胃十二指肠动脉的关系。

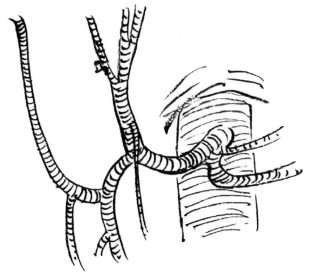

图 3-7-4　肝右动脉起源于胃十二指肠动脉，在美国 Michels 分型中属于 X 型

第八节　肝门部胆管癌根治性切除术中的肝动脉吻合重建

在肝门部胆管癌手术当中,门静脉切除吻合重建的机会很多,但肝动脉吻合重建并不多见,主要原因有:①肝门部的肝动脉分支较细,不利于吻合重建;②肝动脉压力高,切除一段肝动脉后无法做到无张力吻合;③吻合后容易出现狭窄、血栓形成、动脉瘤等并发症。鉴于此,在肝动脉无法吻合重建,或者术中已经发现肝动脉瘤形成的情况下,通常采取结扎肝动脉的方法以求术后安全。在保证门静脉通畅的情况下,患者术后均能顺利恢复,但前提是保留侧肝脏不做大面积游离,以保证肝脏周围动脉交通支不受破坏。

在肝门部胆管癌患者中,这是一台为数不多的做了肝动脉吻合重建的病例,正好以此病例对肝动脉吻合重建的相关内容做一简单介绍。本病例为 Bismuth-Corlette Ⅳb 型肝门部胆管癌患者,肝内浸润,肿瘤侵犯门静脉分叉部及肝动脉分叉部(图 3-8-1)。团队依照无接触和整块切除的原则,行联合门静脉切除吻合重建和肝动脉切除吻合重建(肝固有动脉 + 肝右动脉)的肝门部胆管癌根治性切除术。

【要点】

1. 肝动脉吻合用 8-0 血管缝合线采取两点支持法连续锁边吻合,锁边的目的是让血管内膜外翻,避免内翻(图 3-8-2)。

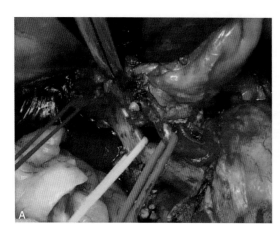
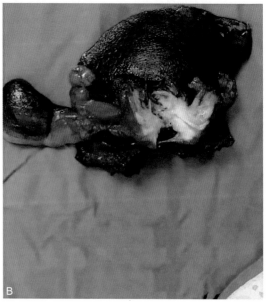

图 3-8-1　术中(图 A)及标本切面(图 B)可见肿瘤侵犯肝动脉和门静脉

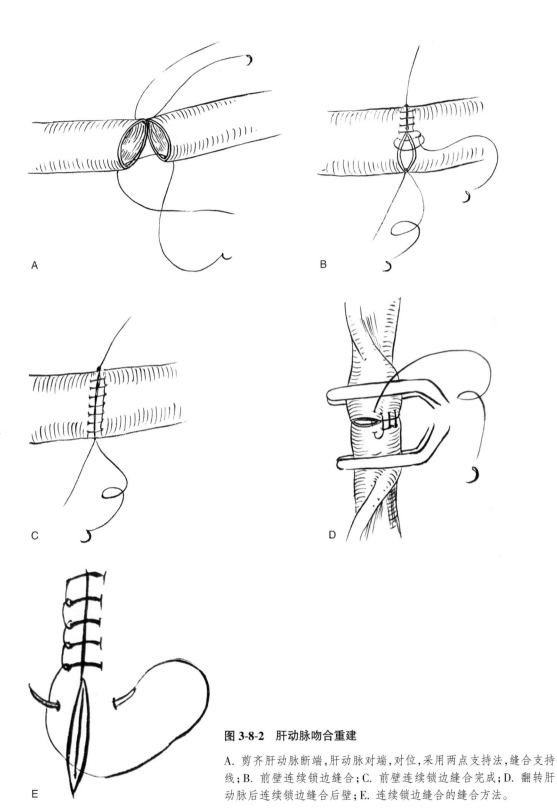

图 3-8-2 肝动脉吻合重建

A. 剪齐肝动脉断端,肝动脉对端,对位,采用两点支持法,缝合支持
线;B. 前壁连续锁边缝合;C. 前壁连续锁边缝合完成;D. 翻转肝
动脉后连续锁边缝合后壁;E. 连续锁边缝合的缝合方法。

2. 手术中使用的肝动脉吻合重建法为笔者团队在肝移植时经常使用的方法,目前已应用于近 400 例肝移植患者的肝动脉吻合重建中,应用效果良好。这种肝动脉吻合重建法亦可延伸为三点支持连续锁边缝合法,具体方法为:圆周三分点缝线牵引,并向同一方向进行连续锁边缝合和下一个点打结,再由下一个点缝向第 3 个点,最后回到原点。这样转角处理会更好。

【总结】

肝动脉吻合重建的注意事项:设法获得良好的手术视野。如腹腔深、肋弓高等原因造成的手术视野深应通过扩大手术切口、调整牵开器的方向和力度、助手帮助暴露等方法,让手术野暴露在最佳位置。另外肝脏还会受呼吸和心跳的影响而上下波动,影响操作,在吻合前应请麻醉师做好配合工作。

1. 相吻合的动脉间血管直径粗细匹配问题 肝门部胆管癌手术中的肝动脉吻合重建不同于肝移植手术中的肝动脉吻合重建。肝移植手术中的肝动脉吻合重建是异体血管吻合,吻合血管的管径往往差别比较大,肝门部胆管癌手术中的肝动脉吻合往往是在同一支血管上去掉了一段,去掉的血管一般不会太长,血管管径相差一般也不会太大。但如果两段相吻合的动脉间直径确实不相匹配,则常用的方法是将细的一侧血管剪成斜面或鱼口状,或将其劈开成形后再吻合。如果口径相差太大,也可行端侧吻合。

2. 是否必须进行肝动脉吻合重建 在肝移植手术中肝动脉的吻合重建是必需的,在影响肝移植成功的因素中,肝动脉吻合重建是极为重要的一环。如果肝动脉吻合重建失败,也就意味着移植手术的失败。移植术后如发生肝动脉栓塞(hepatic artery thrombosis,HAT),则可导致原发性肝脏无功能、肝坏死、胆漏及继发感染等,大多需再次行肝移植,如处理不当甚至可导致患者死亡。但对于肝门部胆管癌手术,肝动脉吻合重建并不是必须的,应在确保吻合后安全有效的情况下才做吻合重建,如吻合重建困难,或者吻合后血流不畅,则应及时中止吻合重建,果断地将吻合血管予以结扎,以免术后发生栓塞、出血、动脉瘤等血管相关并发症,万不可为吻合而吻合。

3. 是否在手术显微镜下进行肝动脉吻合 采用手术显微镜,最主要的原因是能在放大 5~10 倍的术野中进行吻合,可以获得一个良好的视野。近肝门部的肝动脉直径 <2mm 者居多,如能在手术显微镜下进行吻合更好。

4. 近肝门部的肝动脉直径细、管壁薄、易撕脱,操作时应极为小心,切忌镊夹内膜。笔者团队一般用 8-0 聚丙烯不可吸收缝线血管缝合线采取两点支持法连续锁边吻合法。全过程应保证全层缝合、血管内膜外翻,只有保证血管内膜外翻,才可以在血管壁内不留创面,只有这样才不易形成血栓。

5. 吻合针距和边距应根据血管径大小、缝线粗细而定,边距应大于针距,以确保缝合到血管内膜。打结不宜过紧,以免内膜撕裂和影响血供。肝动脉吻合重建完成后应仔细检查肝动脉是否通畅,有无搏动。开放动脉后见肝脏颜色明显红润是吻合口通畅的重要表现。关腹前应再次检查吻合血管的通畅情况。

6. 肝门部胆管癌手术肝动脉吻合重建后 HAT 的发生率没有数据,肝移植肝动脉吻合重建后 HAT 的发生率报道不一,为 7.6%~26.0%。影响 HAT 的因素很多,如术前凝血状态、术后是否抗凝治疗等,但外科吻合重建技术仍是最重要的因素。显微镜外科技术在肝移植肝动脉吻合重建中的应用,可以降低 HAT 的发生率,在肝门部胆管癌肝动脉吻合重建术中应该加以借鉴。术后应密切观察肝功能的变化情况,发现肝功能有异常变化应及时行彩色多普勒超声检查腔静脉、肝静脉、门静脉和肝动脉的血流情况。

第九节　不可不知、不可不查的门静脉解剖变异与畸形

一、门静脉系统的解剖变异与畸形

门静脉系统是肝的功能血管集合的统称。成人门静脉的长度为 5.5~8.0cm,平均长度约为 6.5cm,平均直径约为 1.09cm,主要由脾静脉和肠系膜上静脉在胰头后方汇合而成,斜向右上进入肝十二指肠韧带,居于胆总管和肝固有动脉的后方,上行至第一肝门,分为左、右两支入肝,在肝内反复分支,最后形成小叶间静脉,与肝动脉的分支小叶间动脉共同汇入肝血窦。

在肝十二指肠韧带游离段,一般没有门静脉的属支。在十二指肠第一部后方,有来自胃、胰十二指肠的静脉直接注入门静脉。在第一肝门的位置,门静脉分为粗短的右支和细长的左支,在门静脉左、右支及分叉部有细小的门短静脉发出进入附近肝组织。经典的门静脉系统汇合顺序大约只占 50%(图 3-9-1)。

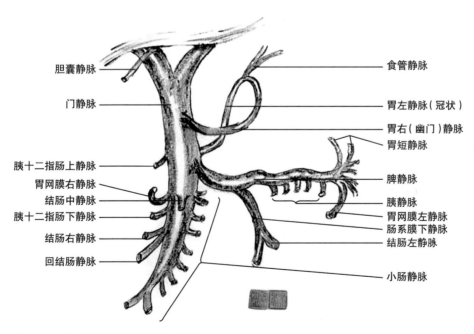

图 3-9-1　经典的门静脉系统汇合顺序

门静脉在胰颈后方大约相当于第二腰椎的高度、下腔静脉的前方,由肠系膜上静脉和脾静脉以直角汇成。肠系膜下静脉汇入门静脉系统的方式主要有三种:汇入脾静脉者占52.02%;汇入肠系膜上静脉者占24.60%;汇入脾静脉、肠系膜上静脉交汇处者占13.29%,其他还有一些少见的汇合方式。

图3-9-2显示的是几种门静脉系统相关变异,在手术中容易引起意外出血。图3-9-3显示的是门静脉系统的几种畸形,但都属于罕见情况。

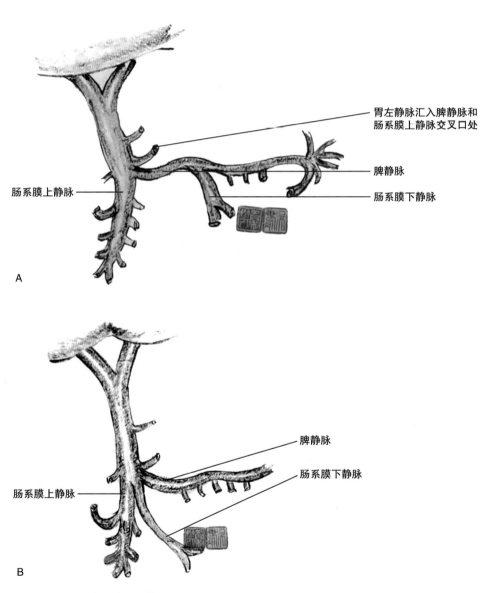

图 3-9-2   门静脉系统变异情况

A. 胃左静脉汇入脾静脉和肠系膜上静脉的交汇处; B. 肠系膜下静脉汇入脾静脉和肠系膜上静脉的交汇处。

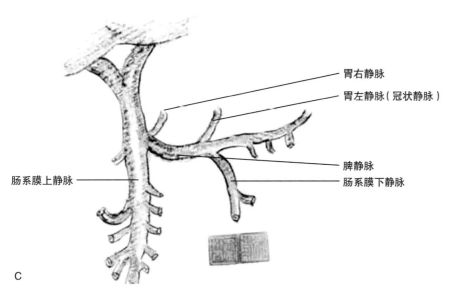

图 3-9-2　门静脉系统变异情况（续）

C. 胃左静脉汇入脾静脉，胃右静脉汇入脾静脉和肠系膜上静脉的交汇处。

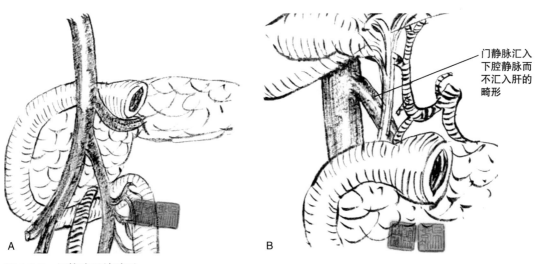

图 3-9-3　门静脉系统畸形

A. 门静脉在胰头前方走行；B. 门静脉汇入下腔静脉而不汇入肝。

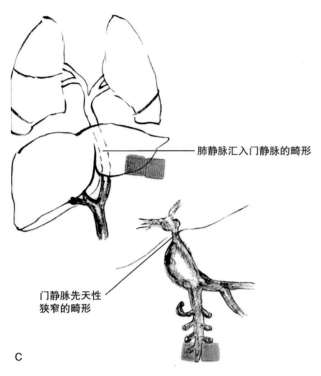

肺静脉汇入门静脉的畸形

门静脉先天性
狭窄的畸形

C

图 3-9-3　门静脉系统畸形（续）

C. 肺静脉汇入门静脉和门静脉先天性狭窄的畸形。

二、对肝切除术有影响的几种门静脉分叉部异常

门静脉是肝切除的重要解剖标志,门静脉分支的去留也是肝切除过程中考虑最多的一种解剖因素,其变异与肝动脉和胆管的变异相比要少得多,但以下几种变异对肝切除影响巨大。

1. 右侧门静脉矢状部　是门静脉分叉部变异最常见的一种方式。这种情况临床上时有所见,一般被理解为门静脉三分叉型变异。其实这是门静脉矢状部位于右侧肝脏的一种变异,此时如把右侧门静脉矢状部理解为门静脉的右前支,在行右半肝切除术时将会丧失左内叶肝脏的门静脉血运,造成事实上的右三叶肝切除（图 3-9-4）。

2. 左内叶支与右前叶支共干　该变异中门静脉右前支从门静脉矢状部发出,在行左半肝切除术时会造成左三叶肝切除的悲剧（图 3-9-5）。

3. 门静脉左右分叉部缺如　此时行右半肝切除术就等于全肝切除。当然,在充分认识此变异存在的前提下也可以做好右半肝切除,只是需要仔细解剖,花费一定的时间,方可完成手术（图 3-9-6）。

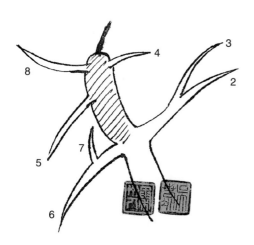

图 3-9-4　右侧门静脉矢状部

2- 左外叶上段；3- 左外叶下段；4- 左内叶；
5- 右前叶下段；6- 右后叶下段；7- 右后叶上
段；8- 右前叶上段。

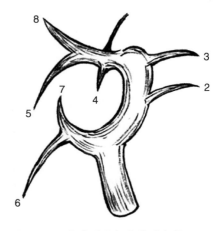

图 3-9-5　左内叶支与右前叶支共干

2- 左外叶上段；3- 左外叶下段；4- 左
内叶；5- 右前叶下段；6- 右后叶下段；
7- 右后叶上段；8- 右前叶上段。

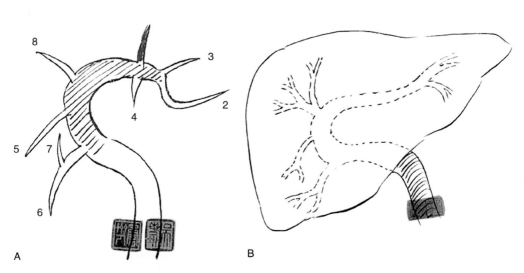

A　　　　　　　　　　　　　　　　　B

图 3-9-6　门静脉左右分叉部缺如

A. 门静脉各分支的关系；B. 门静脉分叉部缺如时在肝内的走行。
2- 左外叶上段；3- 左外叶下段；4- 左内叶；5- 右前叶下段；6- 右后叶下段；7- 右后叶上段；8- 右前叶上段。

三、罕见的门静脉解剖变异手术实例：门静脉左右双矢状部

在肝十二指肠韧带内，肝动脉和胆管的变异普遍存在，但门静脉的变异却很少出现。

这是一位肝门部胆管癌患者，行联合右半肝切除的肝门部胆管癌根治性切除术。术前 CT 提示肝门部多处变异，并发现了罕见的门静脉变异（图 3-9-7）。

术中可见该患者门静脉右后叶支在肝外低位单独发出，右前叶支和门静脉左支高位分叉入肝。同时，该患者的胆囊床位于肝左外叶（图 3-9-8）。

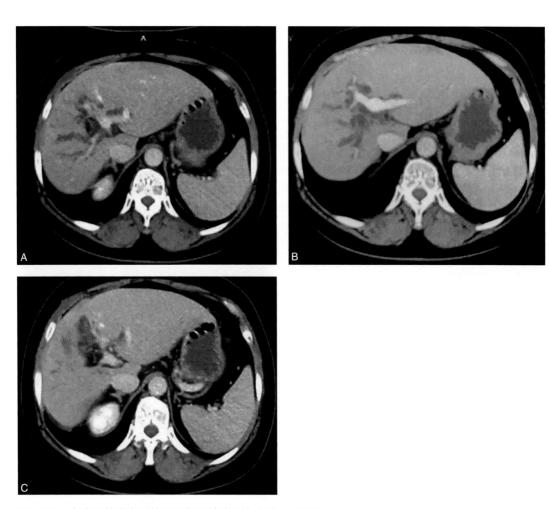

图 3-9-7　存在门静脉变异的肝门部胆管癌患者术前 CT 所见

术前 CT 提示门静脉右后叶支低位单独发出,右前叶支和门静脉左支高位分叉入肝,右肝明显萎缩。
A. 门静脉右后支较门静脉右前支及左支明显纤细;B. 门静脉右前支与门静脉左支分叉平面;C. 门静脉右后支与门静脉主干分叉平面。

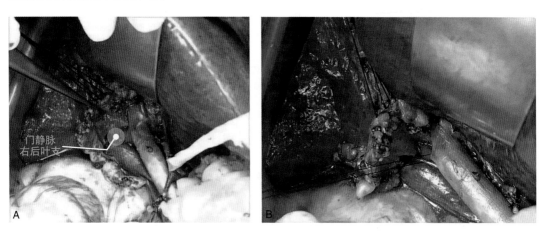

图 3-9-8　术中所见

A. 门静脉右后叶支在肝外低位分出;B. 悬吊门静脉右后叶支并进一步向肝内解剖游离门静脉右前叶支。

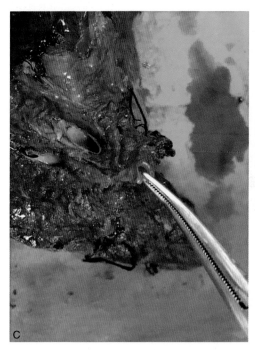
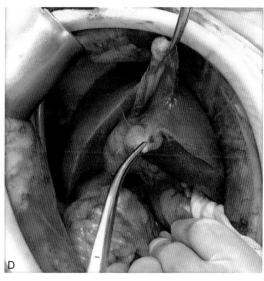

图 3-9-8　术中所见（续）

C. 门静脉右前叶支在已切除右半肝肝断面上的开口；D. 胆囊床在肝脏矢状部和肝左外叶。

　　姜小清主任经常警告我们说：做胆管手术时，在发现有一处（种）变异时就要警惕第二处变异的存在。当然，关系到手术成败的各种变异在术前阅片时就应该发现，这才是一个优秀成熟的团队应有的专业素养。

　　【要点】

　　1. 我们仔细研究术前增强 CT 门静脉期影像，会发现此患者并不只是在肝门部解剖中看到的门静脉右后支在肝外低位发出，仔细查看门静脉肝内走行就会发现，这其实是一种"右侧门静脉矢状部"类型的变异。此患者之所以在行右半肝切除时将门静脉右前支（事实上的"右侧门静脉矢状部"）切除而没有丧失左内叶的门静脉血运造成事实上的右三叶肝切除，是因为门静脉左侧矢状部依然存在，仍有门静脉左内叶支（P4）从左侧门静脉矢状部发出（图 3-9-9）。

　　2. 门静脉双矢状部，也就是在左右半肝都有矢状位走行的粗大门静脉支，并由此粗大的门静脉支向左右两侧发出门静脉分支以供给相应肝段门静脉血运。这种门静脉的变异属于罕见的存在，好在对半肝切除的影响不大，不致于在对此变异认识不足的情况下行半肝切除时发生不可补救的损伤。

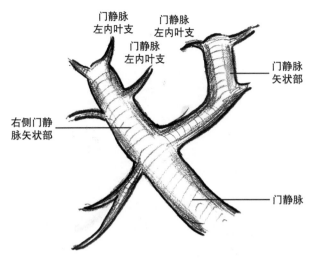

图 3-9-9　此患者事实上属于门静脉双矢状部

第十节　不可不知、不可不辨、不可不慎的门静脉分支异常

左肝胆管癌侵犯肝门部胆管的患者行左半肝及肝外胆管切除术时遇到了少见的门静脉左右支汇合部变异,此变异很容易造成术中误伤,不可不知,亦不可不慎!

术前增强 MRI 影像见图 3-10-1。

手术过程见图 3-10-2~ 图 3-10-4。

对照手绘解析,一开始认为的门静脉左右支分叉部其实是门静脉右后支分出的地方(图 3-10-2)。向左侧牵拉肝动脉,进一步向肝门方向解剖门静脉,曙光在前(图 3-10-3)。向右侧牵拉肝动脉,门静脉在肝门部的分支情况清晰显示(图 3-10-4),找到了真正的门静脉左支,离断后行左半肝切除。肝门部门静脉左右分支分叉图解见图 3-10-5~ 图 3-10-7。

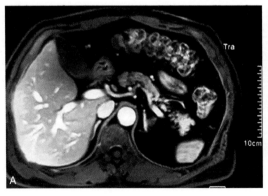 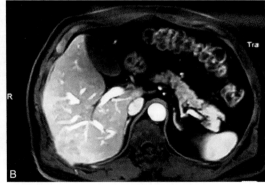

图 3-10-1　术前增强 MRI 门静脉期

在这一层面未见门静脉右前支。A. 肝右动脉跨过门静脉主干;B. 门静脉右后支与门静脉分叉部平面。

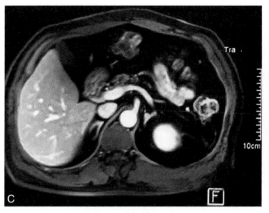
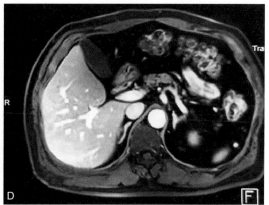

图 3-10-1 术前增强 MRI 门静脉期（续）

C. 脾静脉平面；D. 门静脉主干平面。

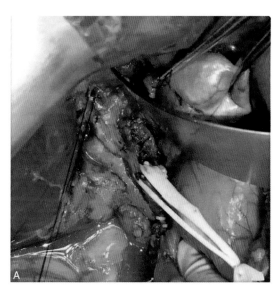
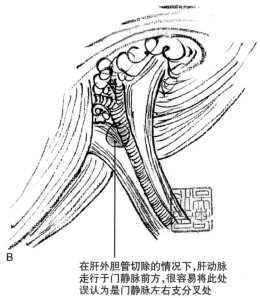

在肝外胆管切除的情况下，肝动脉走行于门静脉前方，很容易将此处误认为是门静脉左右支分叉处

图 3-10-2 门静脉右支分叉部初步解剖

A. 术中所见；B. 手术示意。

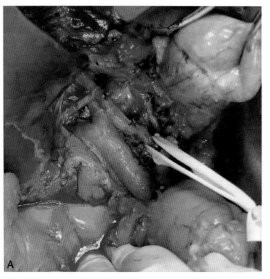
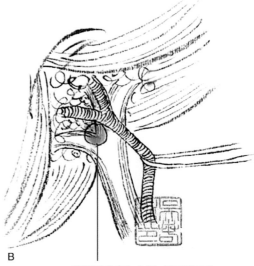

将肝动脉牵向左侧,仍不能明确
门静脉的分支情况,误认为此处
即为门静脉左右支分叉处

图 3-10-3　门静脉右支分叉部进一步解剖

A. 向左牵开肝固有动脉显示门静脉分叉;B. 手术示意。

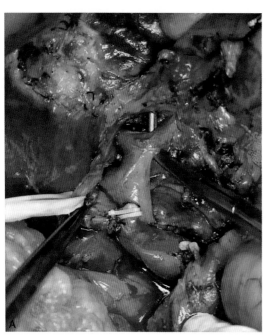
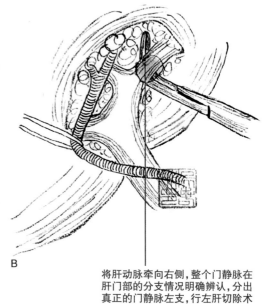

将肝动脉牵向右侧,整个门静脉在
肝门部的分支情况明确辨认,分出
真正的门静脉左支,行左肝切除术

图 3-10-4　门静脉右支分叉部解剖完成

A. 向右牵开肝固有动脉显示门静脉各分支的解剖;B. 手术示意。

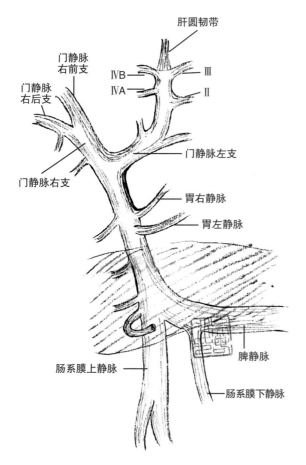

肝圆韧带

门静脉右前支

门静脉右后支

门静脉右支

门静脉左支

胃右静脉

胃左静脉

脾静脉

肠系膜上静脉

肠系膜下静脉

ⅣB

ⅣA

Ⅲ

Ⅱ

图 3-10-5 门静脉系统各属支和分支的经典汇入、分出顺序

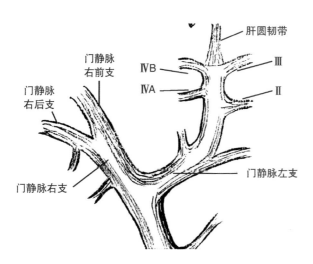

肝圆韧带

门静脉右前支

门静脉右后支

门静脉右支

门静脉左支

ⅣB

ⅣA

Ⅲ

Ⅱ

图 3-10-6 门静脉在肝门部左右分叉的正常解剖

Ⅱ：肝 2 段门静脉支；Ⅲ：肝 3 段门静脉支；ⅣA：肝 4a 段门静脉支；ⅣB：肝 4b 段门静脉支。

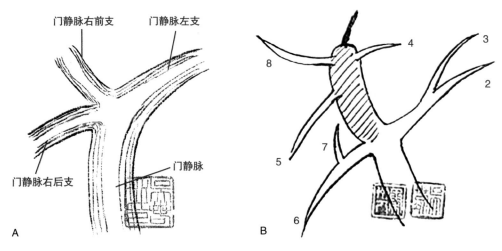

图 3-10-7　门静脉在肝门部的三分叉型表现

A. 门静脉右前支与右后支没有形成共干；B. 右侧门静脉矢状部者在肝门部也表现为三分叉型。
2- 左外叶上段；3- 左外叶下段；4- 左内叶；5- 右前叶下段；6- 右后叶下段；7- 右后叶上段；8- 右前叶上段。

　　本病例的门静脉右前支与右后支没有形成共干，在肝门部初始表现为三分叉型。右侧门静脉矢状部者在肝门部也表现为三分叉型（也称为三支型），但此时中间一支还包括了肝4段门静脉分支。因此，在门静脉右前支与右后支未形成共干的情况下，预离断所谓的门静脉右前支时应当先行阻断此门静脉分支，查看肝脏缺血线所在的位置，以免损伤左内叶门静脉血供。

【总结】

　　深入探究知此病例属于门静脉右前支从门静脉左支发出的类型（图 3-10-8）。此患者是左肝胆管癌侵犯肝门部胆管，但手术原则及手术方法和肝门部胆管癌侵犯左肝管是一致的。在行肝十二指肠韧带淋巴结清扫、肝门部解剖的过程中，如果肝门部解剖不到位，在门静脉右前支下方离断了门静脉左支，将不得不把左半肝切除扩大为左三叶肝切除，这种计划外的扩大肝切除将使患者很难逃脱肝衰竭的命运。

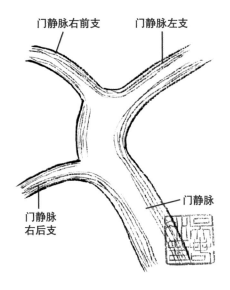

图 3-10-8　门静脉右前支从门静脉左支发出

第十一节　门静脉左支横部缺如的 Bismuth-Corlette Ⅲa 型肝门部胆管癌根治性切除术

　　患者女性,64岁,Bismuth-Corlette Ⅲa 型肝门部胆管癌,行联合右半肝切除的肝门部胆管癌根治术。通常,门静脉左支有一段较长的主干,走行在肝门横沟内,称为门静脉横部,然后折返向前,成为门静脉矢状部。但这个患者门静脉横部缺如,由门静脉主干直接发出门静脉矢状部和门静脉右支。

　　术前及术中一度怀疑门静脉分叉部受肿瘤侵犯(图3-11-1),做好了门静脉切除吻合重建的准备。若真如此,门静脉主干和矢状部的吻合将是一个难题。但经术中妙手巧剥,终于峰回路转,出现一线生机,将肿瘤切除,门静脉也未行切除吻合重建(图3-11-2)。后面的胆肠吻合虽然困难重重,但那终究是可以克服的困难。肝门部胆管癌的手术就是这样充满了挑战和不确定性。

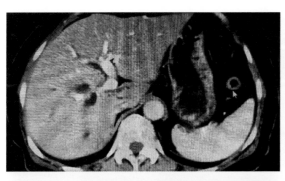
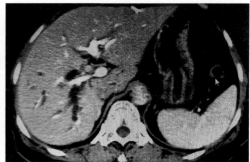
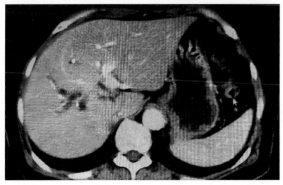

图 3-11-1　术前 CT 影像怀疑门静脉分叉部受肿瘤侵犯

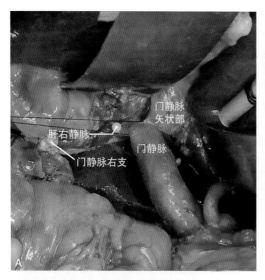
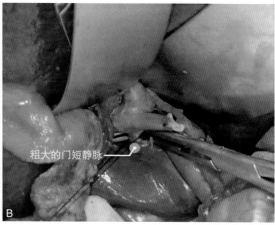
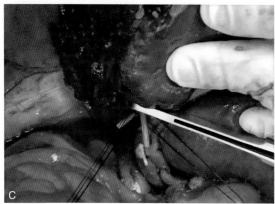

图 3-11-2　门静脉左支横部缺如的 Bismuth-Corlette Ⅲa 型肝门部胆管癌根治性切除术

A. 门静脉左支横部缺如；B. 分离结扎粗大的门短静脉；C. 切除标本后，可见左侧两个胆管开口。

【难点】

　　此病例因门静脉横部缺失（图 3-11-3、图 3-11-4）而留下了一个更加狭小的肝门部空间，使手术变得更加困难，同时门静脉矢状部受肿瘤侵犯的机会进一步增加。此患者由于是行右半肝切除术，所以该变异对患者的肿瘤切除并没有造成太大的影响，但门静脉横部缺如后让左侧肝脏的胆肠吻合空间变得更加狭小，位置更加深在，增加了胆肠吻合的难度。

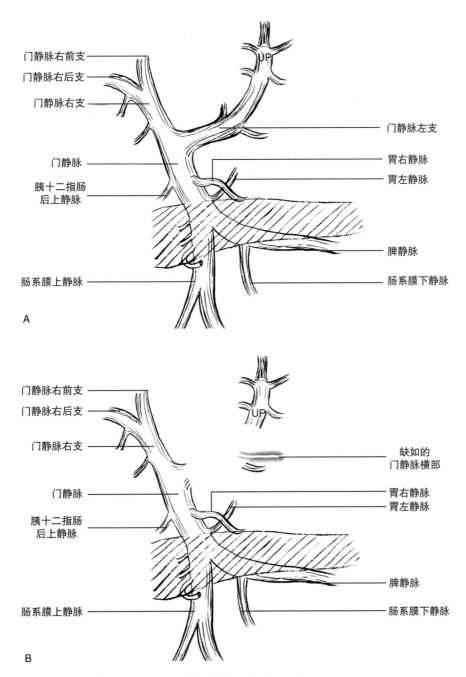

门静脉右前支
门静脉右后支
门静脉右支

门静脉左支

门静脉
胰十二指肠
后上静脉

胃右静脉
胃左静脉

脾静脉

肠系膜上静脉
肠系膜下静脉

A

门静脉右前支
门静脉右后支
门静脉右支

缺如的
门静脉横部

门静脉
胰十二指肠
后上静脉

胃右静脉
胃左静脉

脾静脉

肠系膜上静脉
肠系膜下静脉

B

图 3-11-3　与门静脉标准形态对比可知门静脉横部缺失部位

A. 门静脉的标准形态；B. 白色部分为缺如的门静脉横部。

UP：门静脉矢状部。

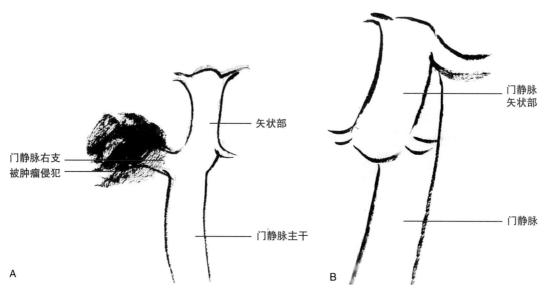

图 3-11-4　门静脉左支横部缺失

A. 门静脉横部缺如的门静脉变异；B. 矢状部是向前走行的，并不是向上走行的，在横部缺如的情况下，矢状部和门静脉主干就形成了一个"7"字的形状。

第十二节　1 例门静脉瘤样扩张

　　门静脉和胆总管相伴而行，形同兄弟，胆总管有的变异和畸形，门静脉也会有。和胆总管囊状扩张一样，门静脉也有瘤样扩张，只是极为罕见而已。门静脉瘤样扩张又称为门静脉瘤。门静脉瘤有超声检查分型但暂无像胆管囊肿一样的临床分型，可能与病例罕见且多无临床症状有关。青少年发病率较高，但此例患者为女性，63 岁，有上腹部胀痛不适等非特异性症状，是否为门静脉瘤所致尚未可知。其发病可能与先天性畸形有关，也可能与门静脉高压、肝细胞疾病、胰腺炎及胰腺肿瘤等有关。

　　此患者因上腹部隐痛不适，在超声检查时发现门静脉瘤，后经增强 CT 及血管三维重建明确诊断（图 3-12-1）。

　　【要点】

　　1. 普通超声检查及分型　门静脉瘤被定义为门静脉主干或某一分支或多个分支局限性囊状扩张，并且其内径 >2cm，门静脉外径瘤样增宽或呈卵圆形及囊袋状局部向外突出的无回声暗区。

　　（1）肝外型门静脉瘤：瘤体通常位于肝门处或肠系膜上静脉和脾静脉的汇合处。此患者瘤样扩张便位于肠系膜上静脉、脾静脉和门静脉三分叉处。

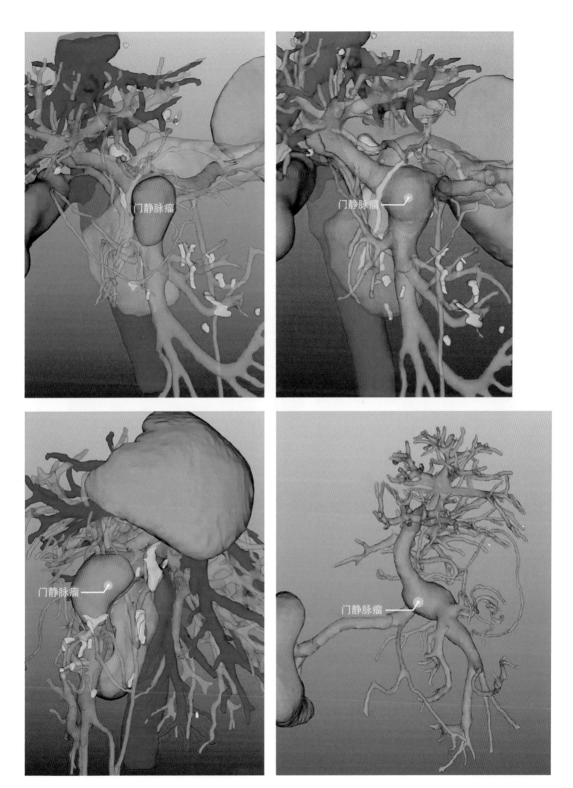

图 3-12-1　门静脉瘤增强 CT 三维重建表现

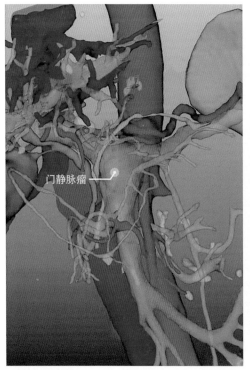
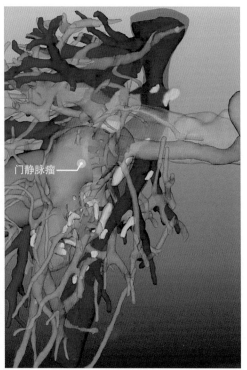
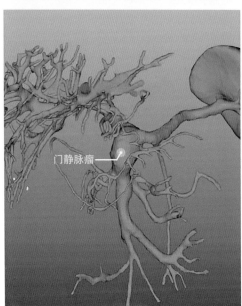

图 3-12-1　门静脉瘤增强 CT 三维重建表现（续）

（2）肝内型门静脉瘤：瘤体常位于某一分支或多个分支，呈局限性囊状扩张。先天性因素引起的肝内型门静脉瘤，其肝、脾大小回声均正常；后天性因素引起者，则常伴有肝硬化及门静脉高压改变。

门静脉瘤是否行手术治疗主要依据瘤体大小、解剖位置、有无并发症及患者的全身情况而定。由于此患者临床症状轻微、瘤体体积小，且解剖较难到达门静脉瘤，因此暂不手术，建议临床观察。

2. 门静脉瘤有以下情况则可考虑手术治疗。

（1）继发于门静脉高压或因门静脉瘤引起门静脉高压导致的上消化道出血患者应积极手术治疗，可行脾肾静脉或肠腔静脉分流手术。

（2）门静脉瘤继发血栓形成，并向肠系膜上静脉或脾静脉蔓延时，应手术取栓，同时行瘤体成形术或人工血管重建术。

（3）对于临床无症状、直径≥5cm 的肝外型门静脉瘤，如患者身体条件允许，应争取手术治疗，行瘤体切开或切除术、静脉成形术或人工血管重建术。

【总结】

增强 CT 三维重建可以从不同角度、不同方向了解门静脉瘤和周围血管、胆管、胰管及周围脏器的关系。此门静脉瘤患者并不同时患有肝门部胆管癌，但门静脉瘤患者是有可能合并患有肝门部胆管癌的，将此病例保留在本章节的目的就是想告知读者如果碰到肝门部胆管癌患者并存门静脉瘤时能对此有所认知。

第十三节　一台罕见的、存在复杂多重变异的肝门部胆管癌根治性切除术

患者男性，60 岁，Bismuth-Corlette Ⅲb 型肝门部胆管癌，肝十二指肠韧带淋巴结转移并肝总动脉包绕受侵，门静脉左支受侵。行联合肝总动脉切除及左半肝切除的肝门部胆管癌根治性切除术。

【难点】

对于此患者，重点并不是联合肝总动脉切除术，而是存在肝门部罕见、复杂的多重变异：①肝动脉变异，为 V 型，副肝左动脉起源于胃左动脉（图 3-13-1）。这种变异对此患者手术的影响不大，须注意解剖离断肝胃韧带时应单独解剖出此副肝左动脉并予以结扎，以免引起不必要的出血。此迷走动脉的存在也是在行 Pringle 肝门阻断时左半肝血运阻断不全的重要原因之一。②门静脉变异。为三分叉型（也称三支型），约 1/10 的人没有门静脉右干，直接在门静脉分叉部发出门静脉右前支（图 3-13-2）。③左右肝管汇合部变异，为 B 型，即三叉型，是指 RASD、RPSD、LHD 共同汇合成肝总管（CHD）（图 3-13-3）。

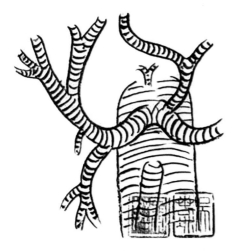

图 3-13-1　副肝左动脉起源于胃左动脉

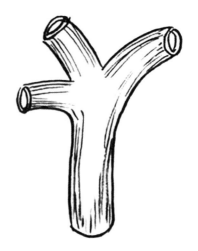

图 3-13-2　门静脉分叉部呈三分叉型

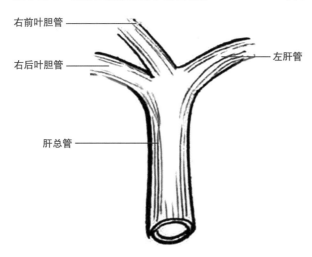

右前叶胆管

右后叶胆管

左肝管

肝总管

图 3-13-3　右前叶、右后叶胆管与左肝管汇合成肝总管

【要点】

1. 需要说明的是,此患者不仅肝门部胆管、肝动脉和门静脉都存在变异,更重要的是三管关系在空间构成上也存在变异。通常,肝门部的三管关系表现为:前方为左右肝管;中间略靠左侧为肝左、右动脉;后方为门静脉左右支,形成前、中、后的立体结构(见图 1-1-3)。但此患者的肝门部立体结构却是:前方为肝左、右动脉;中间略靠右侧为门静脉分叉部;左后方为左右肝管汇合部(图 3-13-4)。这种立体构成上的变异,对手术的影响很大,需要引起重视。

2. 从图 3-13-4 的对比可以看出此患者肝门部解剖变异是全方位、立体的,有其复杂性。由于胆总管的整体左移,让原本位于肝十二指肠韧带最右侧的胆总管的位置变成了门静脉和肝动脉,这种变异在行胆总管切开探查时非常容易将门静脉误认为胆总管,这也提示在行胆总管探查手术时先行穿刺确认胆总管的必要性。在肝门部胆管癌手术中采用由下至上先行离断胆总管下端时应注意不要因为误认而损伤门静脉。

离断胆总管下端和肝总动脉,肝十二指肠韧带结构只剩下骨骼化了的门静脉,将胆总管和肝动脉向上、向左牵拉,显露肝门部(图 3-13-5)。

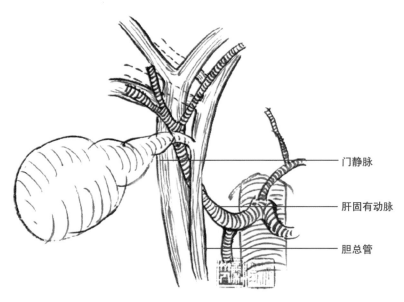

图 3-13-4　此患者异常的肝门部三管结构立体构成

右侧标注（从上到下）：
门静脉
肝固有动脉
胆总管

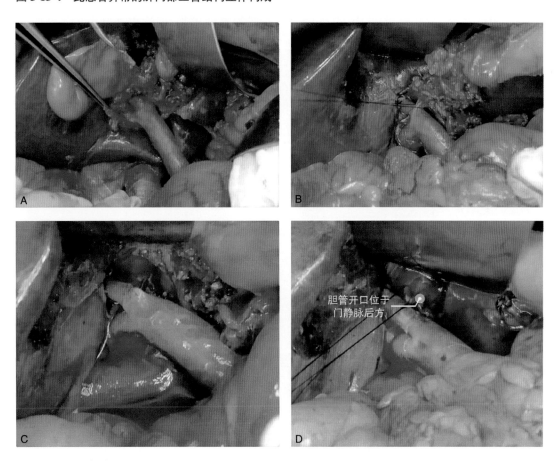

图 3-13-5　手术过程

A. 显露肝门部；B. 分离悬吊门静脉左支；C. 门静脉左支离断后；D. 胆管开口位于门静脉后方。

【难点】

离断门静脉左支后再离断右前、右后胆管,胆管开口位于门静脉右前支后方。此患者由于肝外胆管左移,肿瘤也随之左移,导致肝总动脉及从肿瘤后方穿行至右上方的肝固有动脉被肿瘤包绕侵犯而不得不行肝动脉全切除。由此病例可以看出:肝门部组织和结构的变异通常不是孤立的、单一的,还有可能是多发的,甚至是立体的、全方位的,对肿瘤和周围组织的关系及手术的影响是多维度的。

第十四节　肝门部胆管和门静脉双变异

看到这张手术照片(图3-14-1),熟悉肝胆外科手术的人一定会认为这是一例胆管癌患者的手术照片。原因很简单,因为单从照片上看,这例患者做了肝十二指肠韧带淋巴结廓清,并且在切除了肝外胆管的同时还切除了左半肝。

事实上,这是一例肝内胆管结石的患者(图3-14-2),再具体点说,这是一例先天性胆总管囊肿的患者,属于Ⅳ型,即肝内、肝外同时存在胆管囊性扩张,但该患者肝内扩张的胆管内同时还并发有胆管结石。如果只是简单地下个诊断,那就是肝内胆管结石了。一般非专科医师的诊断大概也只能止步于此。

事实上,仅仅知道这是一例肝内胆管结石的患者还远远不够。最起码还得知道结石位于哪个肝段,或者说位于哪个胆管支。那么,我们的判断是:这例肝内胆管囊肿或者说肝内胆管结石是属于右后叶胆管的。但从影像学资料上看,结石好像又是在左半肝(图3-14-3),太奇怪了!

对于没有经验的,对肝门部胆管变异不太熟悉的非专科医师,要判断这个结石所处的胆管位置其实是很难的,即使是专科医师恐怕也十有八九不能作出准确判断。根据手术结果,

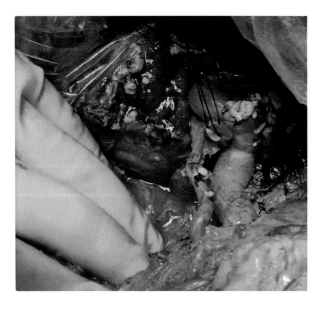

图3-14-1　标本切除完成

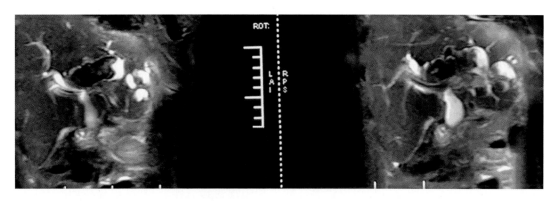

图 3-14-2　肝内胆管囊状扩张,肝内胆管结石

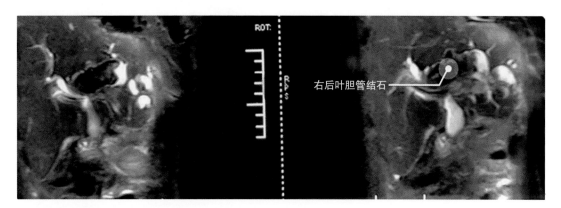

右后叶胆管结石

图 3-14-3　右后叶胆管结石位于左半肝

我们现在可以明确地说,这是一例分离型右肝管(图 3-14-4),也就是右前叶胆管和右后叶胆管没有汇合成为右肝管。

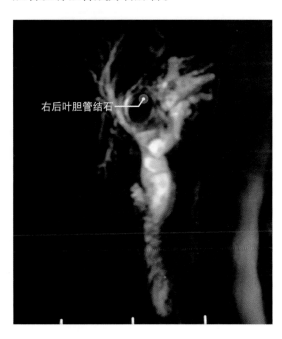

右后叶胆管结石

图 3-14-4　分离型右肝管,右后叶胆管汇入左肝管

【要点】

1. 对照图 1-1-17 可知,此患者的肝门部胆管变异属于 D1 型。也就是右后叶胆管汇入左肝管的变异,这是一种非常容易发生副损伤的变异,特别是在常规做左半肝切除术时,很容易损伤右后叶胆管从而被迫行胆肠吻合术。正是由于这种变异的存在,让右后叶胆管引流不畅,成为结石好发的因素,该胆管支的囊状扩张则成为结石形成的累加因素。

2. 经验告诉我们,在看到一种变异的时候一定要想到另外一种变异的存在。比如说,在看到肝门部胆管变异时一定要想到隐藏在它后面的门静脉系统会不会也存在变异。

3. 由于不是肿瘤患者,这例患者术前便没有进行增强 CT 和 CTA 的检查,对肝脏血管的走行情况并没有影像学资料可以借鉴。如果和胆管变异一样,门静脉也存在如图 1-1-17 所示的变异,则意味着门静脉右后支有可能在手术过程中被切断而不知。如图 1-1-24 所示,肝门部的门静脉分支形态也是多种多样的,对此应该了然于胸。为了搞清楚肝门部门静脉的结构,避免发生不必要的损伤,我们对此患者做了肝十二指肠韧带淋巴结廓清,充分显露门静脉,辨清结构,避免了门静脉右后支的损伤。

4. 只有充分暴露和解剖才能够认清解剖结构。向左牵开门静脉左支残端,可以看清肝门部门静脉各分支的全貌(图 3-14-5A)。"删繁就简三秋树,领异标新二月花",用图 3-14-5B 能够更加清楚地理解切肝后门静脉和胆管开口的关系。如图 3-14-6 及图 3-14-7 所示,肝门部三管结构是立体交叉的,在变异存在的情况下其走行结构更为复杂。至此,我们就可以给图 3-14-1 做标记了(图 3-14-8)。

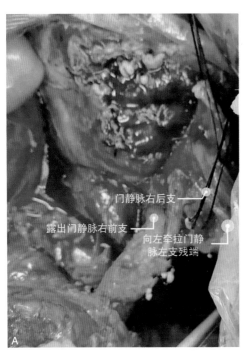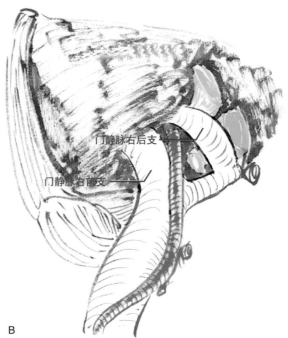

图 3-14-5　肝门部门静脉各分支的术中所见(图 A)及示意(图 B)

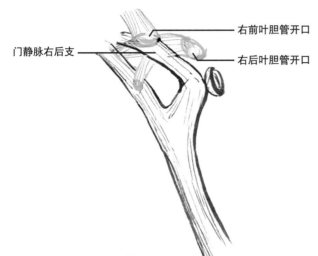

门静脉右后支 ——

右前叶胆管开口

右后叶胆管开口

图 3-14-6　切肝后门静脉和胆管开口的关系示意

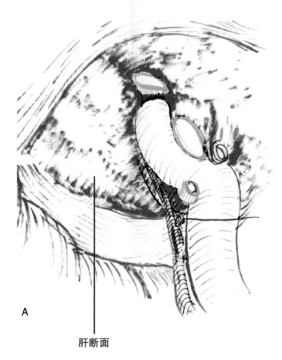

A

肝断面

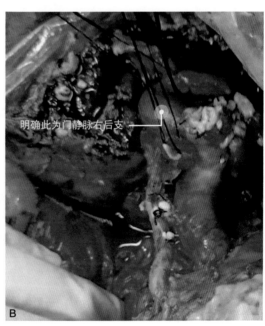

明确此为门静脉右后支 ——

B

图 3-14-7　门静脉右前支隐藏在门静脉右后支的后方

A. 示意；B. 术中所见。

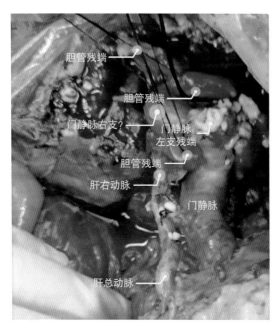

图 3-14-8　术野标记

?代表此时尚不能明确该血管是否为门静脉右支。

【总结】

1. 做任何一台肝胆外科手术时,时刻都要想到变异的存在;这种变异对非肿瘤患者比肿瘤患者的影响还要大。

2. 看到任何一种变异的时候都要想到第二种,甚至第三种变异的存在,这就是多重变异。

3. 任何一种变异都是立体的、交叉的、复杂的,而不是平面的、整齐排列的、一目了然的。书本上的各种简图都是为了便于理解事实,而非事实本身。

4. 任何一例需要行肝切除的手术,不管是良性还是恶性,全面的影像学检查都是必不可少的。CT、MRI、彩色多普勒超声等都是互相补充的关系,而非相互替代的关系。

本例患者虽非肝门部胆管癌患者,但胆管囊肿有很高的癌变率,另有结石的"加持",如未经手术干预,此患者肝门部胆管发生癌变将是大概率事件,即便在没有发生癌变的情况下,由于有肝门部复杂变异的存在,也不得不采取治疗肝门部胆管癌的手术方式才得以完成手术。

第十五节　门静脉吻合重建失败,利用废弃肝静脉架桥重建门静脉

在肝门部胆管癌手术和胰十二指肠切除术中经常会碰到血管切除吻合重建的情形,其中以门静脉切除吻合重建最为普遍。在门静脉切除吻合重建时,若切除段门静脉仅 2~3cm,可直接吻合,但如果切除段过长,直接吻合会造成吻合口张力过高、吻合口狭窄、血栓形成。

笔者团队曾遇到由于门静脉切除段过长,直接吻合后造成吻合口张力过高、手术未结束即形成血栓的病例。从图 3-15-1 可以看出,受肿瘤侵犯的门静脉段较长,切除门静脉分叉部后行门静脉主干和门静脉右支对端吻合。

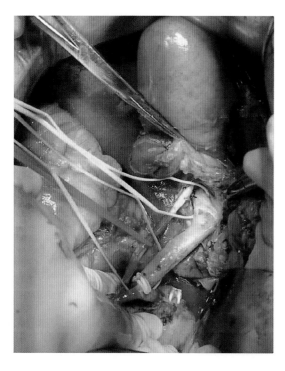

图 3-15-1　门静脉左支和门静脉分叉部被肿瘤侵犯

【难点】

　　门静脉对端直接吻合重建后出现吻合口张力过高、吻合口狭窄、血栓形成的局面(图 3-15-2)。在勉强完成门静脉主干和门静脉右支的吻合后,吻合口被牵拉变细,当即形成血栓。对于这种情况,必须考虑重新进行门静脉无张力吻合重建。要想做到无张力重建,只有考虑血管植入。可供选择的植入血管可以是人造血管,也可以是自体血管移植(如大隐静脉移植)。但人造血管是特殊耗材,手术室未必常备,如选取大隐静脉则需手术野重新消毒,另取切口。我们想到的是"废物利用",截取切除肝脏的肝静脉作为移植血管。

　　取已经离体的、扩大切除的左半肝肝切面的肝中静脉,作为自体移植血管用于门静脉吻合重建。行左半肝扩大切除术,肝中静脉即暴露在离体肝脏的肝断面上,非常容易获取。肝中静脉的管径也与门静脉相匹配,利于进行吻合重建(图 3-15-3)。

　　先吻合肝侧端,将截取的适当长度的肝中静脉与门静脉右支端端吻合(图 3-15-4A)。再吻合远肝侧(胰腺侧),将"肝中静脉"与门静脉主干端端吻合(图 3-15-4B)。

　　经自体血管移植、门静脉架桥式吻合重建术后,门静脉吻合口张力过高、吻合口狭窄、血栓形成的问题得到及时的补救解决(图 3-15-5)。

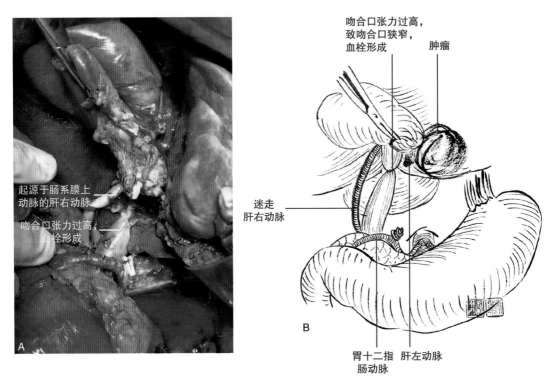

图 3-15-2　门静脉对端吻合后吻合口张力过高

A. 术中所见；B. 手术示意。

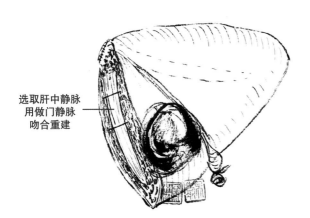

图 3-15-3　肝中静脉的截取及利用手术示意

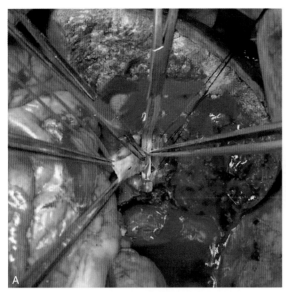
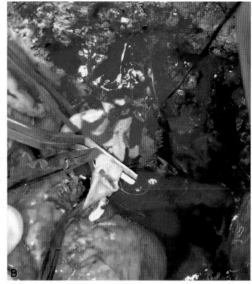

图 3-15-4　自体血管与门静脉吻合

A. 自体血管与肝侧端门静脉的吻合；B. 自体血管与远肝侧（胰腺侧）门静脉相吻合。

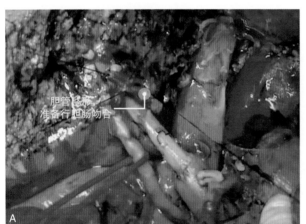

胆管残端
准备行胆肠吻合

自体血管（肝中静脉）移植
重建门静脉

门静脉吻合重建要点：
①用5-0不可吸收血管缝线缝合，
两点支持、连续缝合
②用肝素生理盐水冲洗血管断端
③缝合完毕先解除血液流入侧阻
断钳，可不留生长因子
④张力高、打结过紧、屈曲、扭转，
均易形成血栓

图 3-15-5　门静脉架桥式吻合重建术后

A. 术中所见；B. 手术示意。

【总结】

　　肝门部胆管癌术中的门静脉切除吻合重建的难度远大于胰十二指肠切除术中的，其原因和注意点有：①肝门部胆管癌肿瘤易侵犯门静脉分叉部，该部位空间狭小，显露困难，且有多支门短静脉入肝，充分游离难度大。②门静脉主干与门静脉左、右支有一定角度，若对合不佳，吻合后易扭转导致吻合口狭窄。③门静脉左、右支管壁菲薄，易撕裂。故肝门部胆管癌的门静脉切除重建应由具备丰富肝胆外科和血管吻合重建经验的专科医师施行。④肝门部胆管癌术中门静脉可切除段更短，门静脉切除后直接行对端吻合更容易因为张力过高而导致吻合口狭窄，应在术中及时发现问题，并有稳妥的解决问题的方法。

第十六节　门静脉系统血管自移植门静脉切除吻合重建术

　　同样是门静脉切除吻合重建术,但在胰十二指肠切除术(pancreaticoduodenectomy, PD)中和肝门部胆管癌术中各自面临的问题并不相同,也各有特点。下面通过一台胰十二指肠切除术中的门静脉切除吻合重建来进一步理解门静脉切除吻合重建术。

　　术前增强 CT 提示本病例为胰头癌侵犯门静脉(图 3-16-1)。切除受侵的一段 5cm 长的门静脉,行自体脾静脉架桥吻合术。

【要点】

　　离断门静脉和肠系膜上静脉属支,充分游离门静脉;游离肝周韧带,下移肝脏,减少吻合后的张力;用 7-0 的血管线连续缝合,注意避免成角扭转。知识点:根据 Warshaw 技术,从根部离断脾动静脉不会导致大范围的脾梗死,局部脾梗死无需特别干预,仅 1%~2% 的患者会出现需手术治疗的脾梗死。由于预切除段门静脉及肠系膜上静脉长 5cm,无法直接行对端吻合,勉强吻合则吻合口张力过高,故决定截取一段脾静脉进行门静脉架桥吻合重建,以降低吻合口的张力(图 3-16-2)。

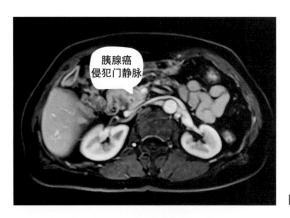

图 3-16-1　胰头癌侵犯门静脉

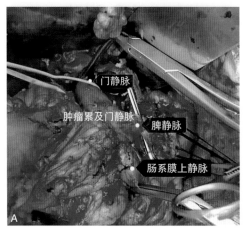

图 3-16-2　用脾静脉进行门静脉架桥吻合重建术

A. 术中可见肿瘤侵犯门静脉主干并累及肠系膜上静脉。

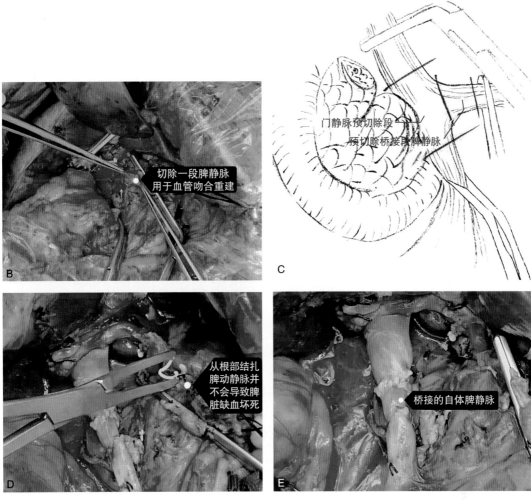

切除一段脾静脉
用于血管吻合重建

B

门静脉预切除段
预切除桥接段脾静脉

C

从根部结扎
脾动静脉并
不会导致脾
脏缺血坏死

D

桥接的自体脾静脉

E

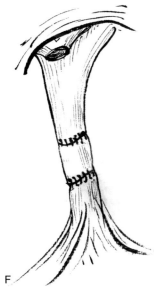

F

图 3-16-2　用脾静脉进行门静脉架桥吻合重建术（续）

B、C. 脾静脉用于门静脉吻合重建；D～F. 完成脾静脉架桥、吻合门静脉和肠系膜上静脉。

【要点】

在胆管及胰腺的肿瘤手术中,门静脉切除重建最为常见。门静脉切除在 3cm 之内时,一般都能直接吻合而不致于吻合口张力过高,但切除段血管过长而无法直接吻合时,则必须用人造血管或自体血管进行移植重建。肝门部胆管癌切除术中,可采用已切除肝脏的离体肝静脉作为移植血管,此患者我们则就近取材,利用同为门静脉系统的脾静脉作为移植血管,同根同源,管径一致,便于取材利用。唯一的担忧就是脾静脉离断后脾脏血液回流的问题如何解决?根据保留脾脏的胰体尾切除术中常用的 Warshaw 技术,在离断脾动静脉主干的情况下,保留胃短血管及胃网膜左血管即可以保证胰体尾和脾脏的血运。为避免术后胃周静脉曲张,我们在离断脾静脉的同时也离断了脾动脉。

相对于肝门部胆管癌手术的门静脉切除吻合重建,在 PD 手术中,视野显得更为开阔,吻合更加便利。在行肝门部胆管癌手术前如有 PD 手术中门静脉吻合重建的经验则有利于肝门部胆管癌手术的开展。

第十七节　门静脉海绵样变患者的胆肠吻合术

门静脉海绵样变是胆道外科的"畏途",是肝门部的"马蜂窝","捅了"可能就会无法脱身。在肝门部胆管癌患者中,门静脉海绵样变的发生率很高,从某种程度上说,门静脉海绵样变就是肝门部胆管癌的手术禁忌证。图 3-17-1 是 1 例肝门部胆管癌合并门静脉海绵样变患者的增强 CT 影像。

由于门静脉海绵样变是肝门部胆管癌手术的禁忌证,因此我们无法见到门静脉海绵样变者做肝门部胆管癌根治性手术的手术照片。尽管如此,关于门静脉海绵样变我们还是需要有所认识。笔者团队正好有 1 例门静脉海绵样变者做胆肠吻合的手术病例,特附在此以加深对门静脉海绵样变的认识。

门静脉海绵样变是由副门静脉系统而来。副门静脉系统是指肝十二指肠韧带上门静脉干以外的静脉系统,当有门静脉梗阻时起到代偿门静脉的作用。这些静脉包括胆囊的深部静脉、沿胆总管上行的静脉、肝动脉壁上的小静脉、肝十二指肠韧带中的小静脉等。这些静脉在正常情况下并不明显,但当有门静脉阻塞时,则极度扩张成为壁非常薄的血窦,包裹着胆管。胆囊壁上也是扩张的血窦和曲张的静脉,扩张的静脉网分流全部门静脉血流,患者可无门静脉高压,肝功能也可正常。这种情况下,胆管手术将极端困难,术前可通过增强CT 扫描及彩色多普勒超声进行诊断。

本例患者的病史相当复杂,病史如下。

2018 年 7 月行腹腔镜胆囊切除术,术后背部放射性疼痛,就诊多家医院查不出病因,在无药物能镇痛的情况下,同年 10 月做了神经阻滞治疗。

自 2019 年 5 月起因背部放射性疼痛持续不缓解就诊于上海多家医院,关于病因有"腹腔镜胆囊切除术中胆总管被钛夹误夹"及"自身免疫性胰腺炎"两种说法。并试用泼尼松治疗 2 个月,无明显好转,停药后 3 天出现黄疸。

2020 年初先后两次在我院置入胆管支架 2 根。

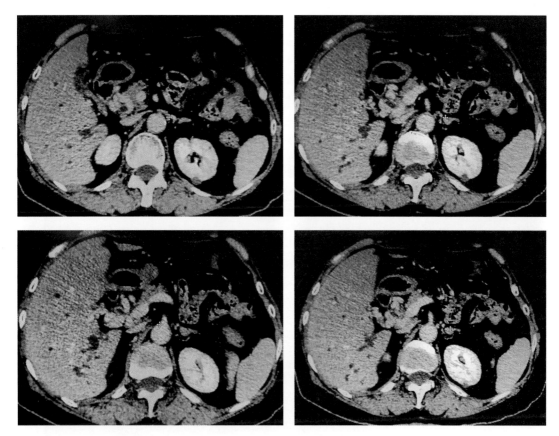

图 3-17-1　肝门部胆管癌合并门静脉海绵样变病例增强 CT 影像

2018—2020 年相关检查如下。

2018 年 10 月行胸部及上腹部 CT 平扫检查。诊断：腹腔干增粗，动脉瘤可能？

2019 年 7 月行上腹部 CT 平扫、增强检查。诊断：①胰腺来源新生物？包绕腹腔干；②胰腺尾部改变，陈旧性损伤或慢性炎症可能。

2019 年 7 月行超声内镜检查。诊断：①微创术后，壶腹部占位，转移瘤可能？②十二指肠主乳头增大，变硬。

2019 年 9 月行胰腺增强 CT 检查。诊断：①肝内外胆管扩张，胆总管下段见片状高密度影；②十二指肠乳头略增大；③胰腺尾部囊性灶，囊肿？④双肾囊肿。

术前增强 CT 提示：门静脉主干、脾静脉显示不清，门静脉左右支变细，肝门部见多发细小迂曲的血管影；肝静脉未见明显异常；肝动脉、腹腔干及肠系膜上动脉周围被低密度病灶包绕；胆囊未见；肝内外胆管积气、扩张，胆管支架置入后；脾脏增大；双侧肾上腺形态、大小正常，未见明显异常密度影（图 3-17-2）。本病例的手术难度非常大，但我们重点分享的是门静脉海绵样变。

手术目的：胆肠吻合内引流，取活检。

打开腹腔后，术野看到的几乎全是迂曲扩张的静脉血管，要到达手术部位十分困难，为了显露肝门部胆管，需要结扎部分迂曲扩张的静脉。找到肝门部扩张的胆管后，经历重重困难，终于到达手术关键部位。切开胆管，止血，悬吊，做好胆肠吻合准备（图 3-17-3）。总体来说，手术相对顺利，无不可控出血，且达到了手术目的。患者术后恢复良好（图 3-17-4）。

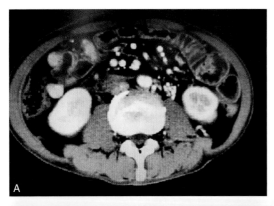

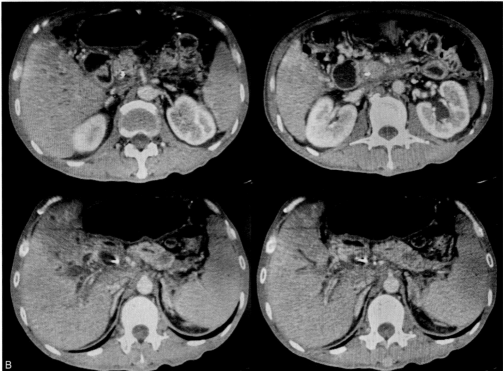

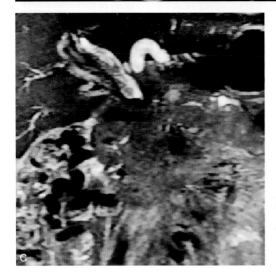

图 3-17-2 术前影像学检查

A. 门静脉海绵样变时后腹膜静脉也呈现显著迂曲扩张；B. 门静脉海绵样变时后腹膜静脉也呈现显著迂曲扩张；C. MRCP 提示胆总管下端截断。

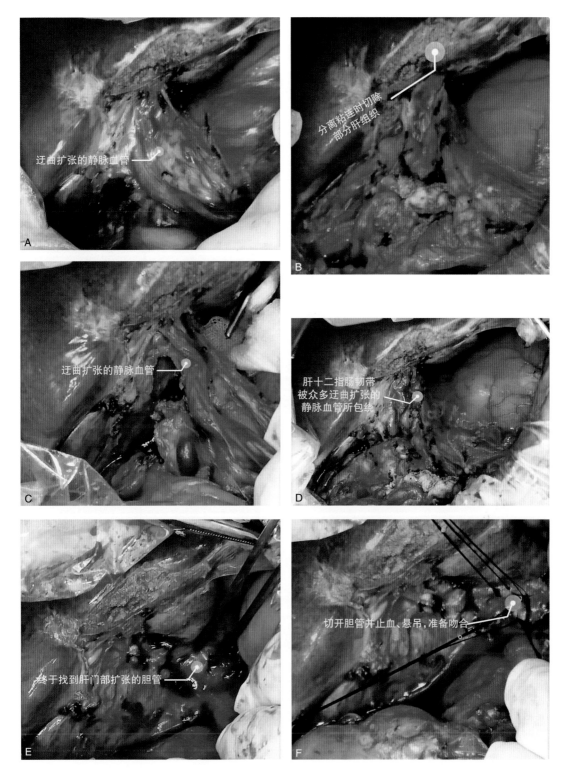

图 3-17-3　门静脉海绵样变的手术处理及胆肠吻合

A. 迁曲扩张的静脉血管；B. 分离粘连时切除部分肝组织；C. 结扎部分迂曲扩张的静脉血管后；D. 肝十二指肠韧带被众多迂曲扩张的静脉血管所包绕；E. 肝门部扩张的胆管；F. 悬吊胆管开口。

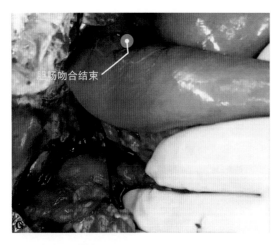

胆肠吻合结束

图 3-17-3   门静脉海绵样变的手术处理及胆肠吻合（续）

G. 完成胆肠吻合。

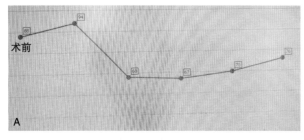

术前

A

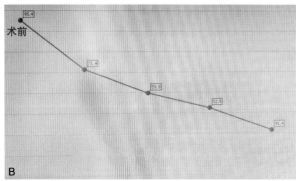

术前

B

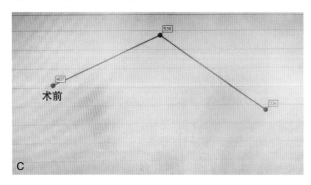

术前

C

图 3-17-4   患者术后血红蛋白及生化指标的转归曲线

A. 手术前后血红蛋白的变化；B. 手术前后总胆红素的变化；C. 手术前后谷氨酰转肽酶（GGT）的变化。

【总结】

门静脉海绵样变患者的肝门部结构混乱,血窦丛生。此类患者在涉及肝门部手术时经常会在分离过程中引起难以控制的出血,造成被迫中断手术,是肝胆外科医师的畏途。门静脉海绵样变患者在肝门部及肝脏周围开放的静脉血管众多,门静脉血流已经被充分分流,压力并不高。为了显露肝门部胆管,结扎部分迂曲扩张的静脉是必要的,在手术过程中医师要做到临危不惧,处乱不惊,稳扎稳打。

由以上手术过程可见,对于门静脉海绵样变患者仅就完成胆肠吻合这样的胆道外科基础手术来说,并非绝无可能。但要完成肝门部胆管癌这样本来就极富挑战性的手术,门静脉海绵样变显然是该手术的禁忌证,或者说是相对禁忌证,不碰为妙。对于肿瘤患者,可以另辟蹊径,寻求综合治疗的方法,或亦能延长患者生命,减轻患者痛苦。

第十八节 一根血管,一线生机——Bismuth-Corlette Ⅳa 型肝门部胆管癌根治性切除术

患者男性,55 岁,Bismuth-Corlette Ⅳa 型肝门部胆管癌,梗阻性黄疸。术前 MRCP 提示:肝门部胆管充盈缺损,已达胆管右侧二级胆管(图 3-18-1)。增强 CT 提示:肿瘤侵犯并包绕门静脉分叉部,肝右动脉亦被包绕其中,局部淋巴结多发转移,有一支来自胃左动脉的副肝左动脉(图 3-18-2)。图 3-18-3A 示肝右动脉被肿瘤侵犯包绕,肝总动脉被转移淋巴结侵犯包绕。图 3-18-3B~D 示肿瘤与左右肝管及门静脉的关系。PTCD 穿刺引流,将胆红素降至 80μmol/L 以下手术。

综合判断,此患者肿瘤侵犯并包绕门静脉分叉部,肝右动脉亦被包绕其中。肝十二指肠韧带淋巴结多发转移,8a、8P 组淋巴结转移并融合包绕肝总动脉,这样的话,要想做到根治性切除已变得十分困难。正好这个患者有一支来自胃左动脉的副肝左动脉。这一支动脉没有走行在肝十二指肠韧带当中,周围没有肿大淋巴结,不在淋巴结清扫的范围之内,这就让手术切除肿瘤的可能性出现了转机。

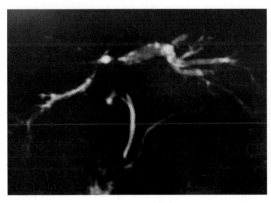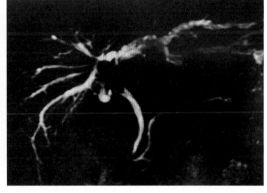

图 3-18-1 术前磁共振胆胰管成像

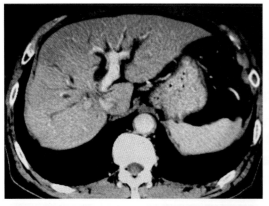
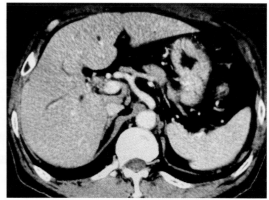
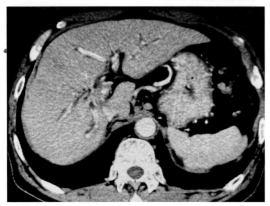

图 3-18-2　术前增强 CT

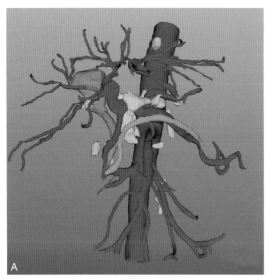
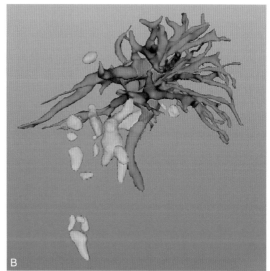

图 3-18-3　术前增强 CT 三维重建

A. 肿瘤及淋巴结与肝动脉的关系；B. 肿瘤与左右肝管的关系。

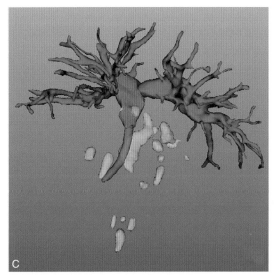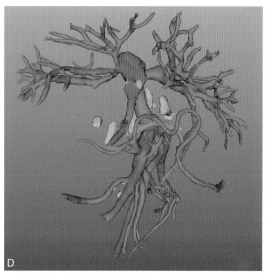

图 3-18-3　术前增强 CT 三维重建（续）

C. 肿瘤与左右肝管的关系；D. 肿瘤和门静脉的关系。

　　手术可以在肝总动脉的根部离断肝总动脉，并离断胃十二指肠动脉（图 3-18-4），这样，肝总动脉以远的肝动脉各分支就可以连同转移的淋巴结整体切除，然后再行门静脉分叉部切除，门静脉主干与门静脉左支进行吻合重建，再行右半肝切除，如此即可整块切除肿瘤及局部转移的淋巴结，达到根治性手术的目的。由一支变异的血管，看到了一线生机。

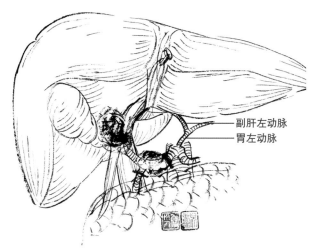

副肝左动脉

胃左动脉

图 3-18-4　肝总动脉和胃十二指肠动脉预切除线（红线所示）

【要点】

1. 先离断肝总动脉和胃十二指肠动脉(图 3-18-5A)。沿着门静脉向上进行清扫,这样会让手术变得相对简单一些。

2. 从门静脉矢状部分离出门静脉左支,准备行门静脉分叉部切除门静脉吻合重建术(图 3-18-5B)。完成门静脉左支和门静脉主干的吻合重建(图 3-18-5C)。

3. 右半肝切除术完成后,由于副肝左动脉从尾状叶 Spiegel 叶和肝左外叶之间入肝,为了避免仅存的肝动脉受到损伤而保留了 Spiegel 叶,不做全尾状叶切除术,只切除了尾状叶的腔静脉旁部和尾状突(图 3-18-5D、E)。

【总结】

肝门部胆管癌手术的魅力就在于此。把一个在别人看来无法完成的手术,经过术前仔细阅片,术中巧妙地利用一支变异的血管,最终完成了手术。给患者赢得了一线生机,医师收获的则是一份喜悦。

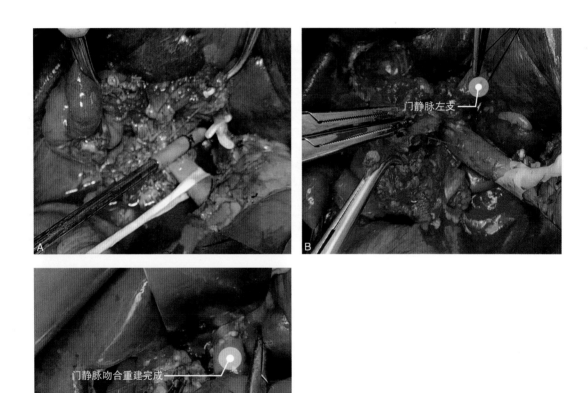

图 3-18-5 Bismuth-Corlette Ⅳa 型肝门部胆管癌手术过程

A. 离断肝总动脉和胃十二指肠动脉;B. 悬吊门静脉左支;C. 门静脉吻合重建完成后。

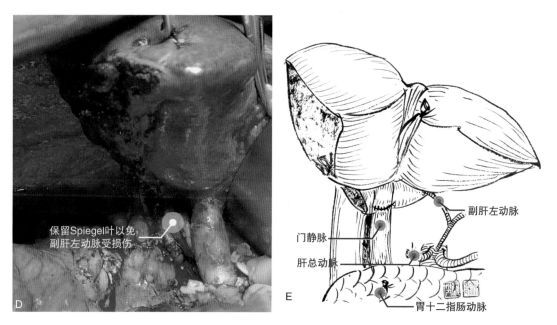

图中标注：
保留Spiegel叶以免副肝左动脉受损伤

D

副肝左动脉
门静脉
肝总动脉
胃十二指肠动脉
E

图 3-18-5　Bismuth-Corlette Ⅳa 型肝门部胆管癌手术过程(续)

D、E. 肝门部胆管癌根治性切除完成后。

　　通常情况下,变异的肝动脉分为有利于手术和不利于手术两种,这种有利和不利大多只是影响手术进程快慢的问题,而对于这个患者,它已经不再是有利和不利,而是非它莫属。这一支迷走肝动脉的出现关系到这个手术能否完成,对这个患者的意义非常重大。

（吴小兵　姜小清）

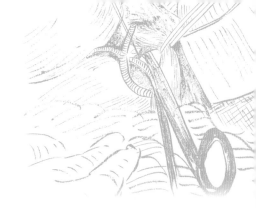

第四章
胆肠吻合问题解析

  胆肠吻合是肝门部胆管癌手术的重要重建部分,也是收尾部分。收官之作细微细致,并不像肿瘤切除的过程那样要讲究策略,过程大开大合,激动人心,山重水复,柳暗花明。但就是这个可能不被重视的收尾部分却直接关系到患者术后最切身的感受。围手术期的发热、黄疸、胆漏、腹痛、恶心、呕吐等这些让患者最为痛苦的感受几乎都与胆肠吻合的成败相关。至于肝门部胆管癌术后能够长期存活的患者,与胆肠吻合质量相关的反流性胆管炎、吻合口狭窄等,则会直接影响着患者长期生存的生活质量。

  肝门部胆管癌患者,在手术后早期出现的恶心、呕吐、发热、黄疸、腹痛、腹胀、腹腔积液,甚至肠梗阻等病症通常被医师用手术创面大、渗出多、术后恢复有个过程来为患方进行解释,但其实胆肠吻合手术不当造成的胆漏、肠漏,以及胆肠吻合所进行的肠道改道也是这些腹部及消化道非特异性症状出现的重要原因之一,并占很大比例。至于胆肠吻合的远期并发症如反流性胆管炎和吻合口狭窄,则多因被患者的预期寿命过短和肿瘤复发所掩盖而得不到重视。

  胆肠吻合技术在胆道外科手术中具有基础性地位。但对于胰十二指肠切除手术、胆总管囊肿手术等最常用到胆肠吻合的这些手术来说,所做的胆肠吻合多数都是胆总管和肝总管与空肠之间的吻合,相对于肝门部胆管癌手术,这些手术的胆肠吻合则要相对简单得多(吻合口单一,位置低,口径大,便于操作),而肝门部胆管癌手术所面临的局面多是 2 个以上,甚至多达 7~8 个的胆管残端与空肠吻合,且胆管残端口径很小,管壁菲薄,位置特别高,空间狭小,胆管残端多夹在肝动脉、门静脉及肝静脉的血管分支之间,这就让胆肠吻合在肝门部胆管癌手术中变成一个操作非常困难、关键且并发症较多的手术步骤,尤其应该受到重视。通常,医患双方更加重视的是肿瘤是否完整切除及术后复发和转移的问题,对于术后得以长期生存的患者,多数情况下会由于把吻合口狭窄当作吻合口肿瘤复发而得不到正确的处理。由于肝门部胆管癌患者预期寿命往往不长,胆肠吻合后很少有二次手术的机会,因此难以从实际病例中来解析肝门部胆管癌手术中胆肠吻合存在的问题。我们现在只有通过从做过胆肠吻合而需要再次手术的非肝门部胆管癌患者的病例中来解析胆肠吻合中普遍存在的相关问题。

第一节　1 例腹腔镜胆总管囊状扩张症二次手术解析

患者女性,30 岁,因胆总管囊状扩张症于 1 年前行"腹腔镜下胆总管囊肿切除,Roux-en-Y 胆肠吻合术"(图 4-1-1)。因术后反复发热就诊于笔者团队。入院后 MRCP 提示:胆肠吻合口狭窄。

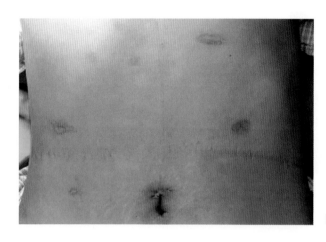

图 4-1-1　腹腔镜手术后腹壁瘢痕

二次手术术中所见:①腹腔粘连不严重,多为膜性粘连,较容易分开。这也是腹腔镜手术的优点,不像开腹手术那样让二次手术变得很复杂。②胆肠吻合情况,为结肠前吻合,胆汁引流肠袢从胆肠吻合口到肠肠吻合口的距离约为 25cm,近端空肠逆蠕动侧侧吻合于远端空肠,造成肠肠吻合口蠕动紊乱(图 4-1-2)。③切开胆肠吻合口,见吻合口狭窄,吻合口近端有食物残渣。

综合术中所见,基本明确患者术后反复发热的原因为:①胆汁引流肠袢太短及近端空肠逆蠕动。本病例第一次术后胆汁引流肠袢只有约 25cm 长,相对于最短需要不小于 45cm 才能达到抗反流效果来说,胆汁引流肠袢过短,加之肠肠吻合近端空肠为逆蠕动,更加重了反流性胆管炎的发生。②胆肠吻合口狭窄。除了常见的导致吻合口狭窄的原因之外,反流性胆管炎应该是加重狭窄的原因之一。

在腹腔镜下行胆肠吻合时,通常是先做肠肠吻合,然后再上提空肠行胆肠吻合,最后行输入段空肠的离断(图 4-1-3)。这种特殊的吻合方法,加上腹腔镜的放大作用,往往很难把握胆汁输出肠袢的长度,且由于操作顺序的原因,也一定会造成近端空肠的逆蠕动吻合,导致肠肠吻合口蠕动紊乱。

我们二次手术的方法可以总结为"两个拆除、两个重建"(图 4-1-4)。首先进行胆肠吻合口拆除重建。原胆管开口太小,我们通过纵形切开左肝管横部来扩大吻合口(图 4-1-4A、B)。然后进行肠肠吻合拆除重建,延长胆汁输出肠袢的长度至 50cm,纠正肠肠吻合的肠蠕动方向(图 4-1-4C、D)。最后完成重建胆肠吻合及肠肠吻合。

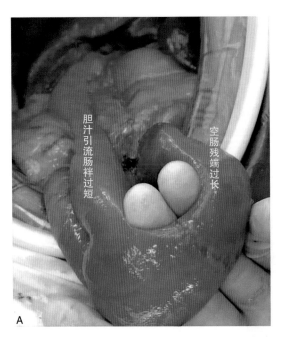 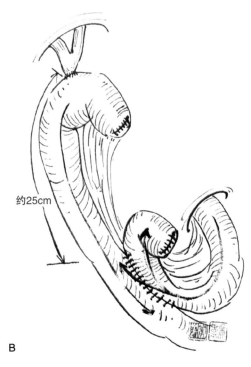

胆汁引流肠袢过短

空肠残端过长

A

B

图 4-1-2　胆汁引流肠袢过短，肠肠吻合近端空肠为逆蠕动

A. 胆汁引流肠袢过短，只有约 25cm 长，不足防反流所需的 45cm；B. 肠肠吻合近端空肠为逆蠕动，食物会经逆蠕动肠袢送至胆肠吻合口，造成食物反流。

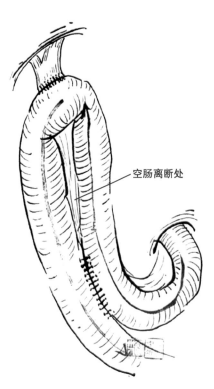

空肠离断处

图 4-1-3　腹腔镜手术胆肠吻合的操作示意

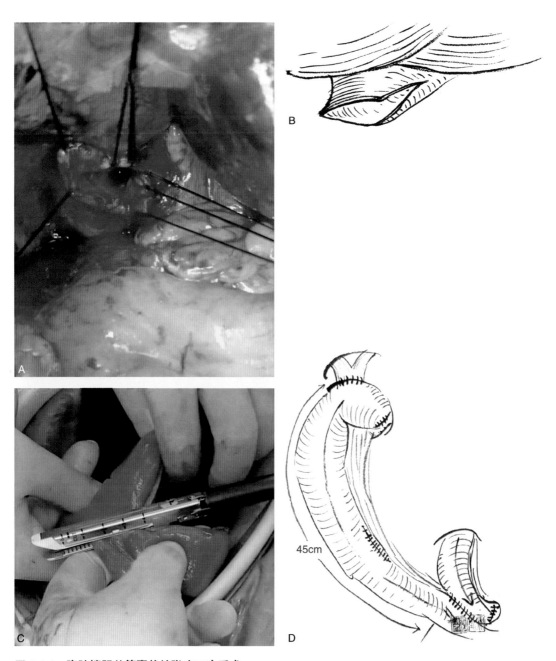

图 4-1-4　腹腔镜胆总管囊状扩张症二次手术

A、B. 纵形切开左肝管横部,扩大胆肠吻合口;C. 用直线切割吻合器离断输入侧肠袢,拆除肠肠吻合;
D. 重建肠肠吻合,延长胆汁输出肠袢的长度至 50cm,纠正肠肠吻合的肠蠕动方向。

【总结】

腹腔镜胆肠吻合技术可行,优点多多,但一定要像开腹手术一样规范地去做,不应该为了图手术的方便而任意改变手术流程。

第二节　无论开腹手术还是腹腔镜手术都须按手术原则和规范去做

外科手术的基本原则是在正确诊断的基础上做对的手术及必要的手术,不能以会做某种手术作为手术指征。

无论开腹手术还是腹腔镜手术,都只是完成手术的一种手段,各有其优缺点,也各有其适用范围,并不存在孰优孰劣的问题。对于一些开腹和腹腔镜都适合的已经达成共识的定型手术,可根据医师个人的技术优势选择不同的手术方法,在不违背手术原则的基础上可以优化手术路径和程序,但不能偷工减料,更不宜盲目创新。

近期因先天性胆总管囊肿而行胆肠吻合,术后出现吻合口狭窄或反流性胆管炎来我科进行"返工"手术的患者接连有好几例,现就其中2个典型病例做个简单分析。

病例 1

患者男性,28岁。6年前行胆总管囊肿切除术、胆肠吻合术,术后反复发热,寒战,近期频繁发作。

结合病史和影像学检查(图 4-2-1),判断这例患者的诊断应该是Ⅳ型先天性胆管囊肿,也就是说患者的肝内外同时存在胆管囊肿,肝内囊肿主要在左肝管。此患者第一次手术的合理治疗应该是行肝外胆管囊肿切除术联合左半肝切除术、胆肠吻合术。但本例患者在前次手术时只做了肝外胆管囊肿切除术及胆肠吻合术,肝内囊肿未做处理。其实临床上对Ⅳ型先天性胆管囊肿做类似手术治疗的并非个例,这可能与前次手术主治医师对疾病的认识不够、经验不足有关。这样手术的不合理之处有以下几点。

1. 胆肠吻合的禁忌证之一是在吻合口上方有狭窄、梗阻和结石。此患者肝内囊肿有结石(也可能是术后才出现的结石),相对狭窄也存在,在这种情况下做胆肠吻合显然是不合理的。

2. 由于肠液反流淤积,残留在肝内的囊肿内形成"污水池",反复感染、发热,结石形成,最终导致需要接受二次手术的命运。

3. 残留在肝内的胆管囊肿有癌变的可能,且癌变率甚高,第一次手术时应该一起切除。

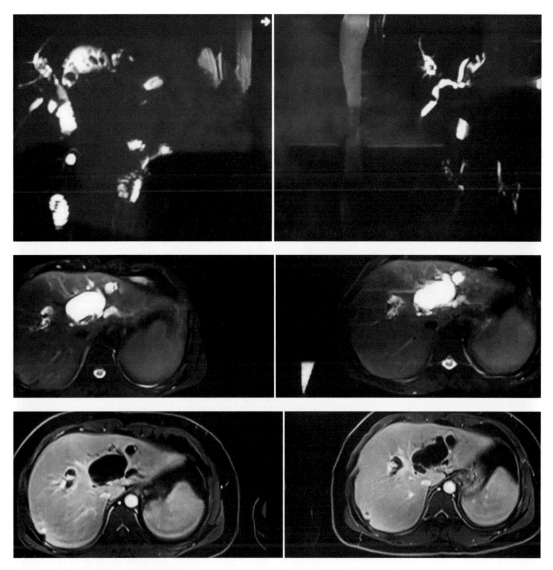

图4-2-1 Ⅳ型胆管囊肿影像学表现

病例2

　　患者男性，28岁，Ⅰ型先天性胆总管囊肿。第一次腹腔镜手术切除了胆囊，术后1年后（10个月前）第二次做了腹腔镜下"胆总管囊肿切除术（？ ）"、胆肠吻合术。术后患者反复发热、黄疸，不得不再次手术。

　　这例患者在第二次手术前曾来笔者团队门诊就诊，本来要来我科手术，后在等待床位的过程中打听到了腹腔镜下可以做胆总管囊肿手术，就选择去了别的医院做腹腔镜手术。腹腔镜胆总管囊肿切除术可以说是一种已经比较成熟的手术方式了，只要按手术规范去做，应该说是可以达到和开腹手术一样的效果的。患者的这一选择并无不妥。但这例患者

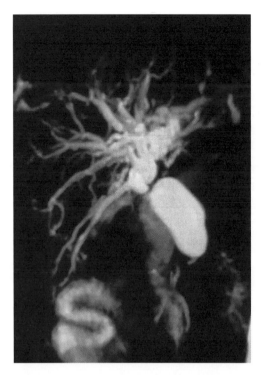

图 4-2-2　患者二次手术后磁共振胆胰管成像提示胆总管囊肿仍然存在

做的腹腔镜胆总管囊肿切除手术却有点让人看不懂。

二次手术后影像学检查见图 4-2-2。

从患者二次术后的 MRCP 影像来看,胆总管囊肿分明还在,囊肿不是应该已经切除了吗? 胆肠吻合吻合在了哪里?

第三次手术探查的结果有点让人感到意外。分离粘连后,胆肠吻合的肠袢轻轻一拔就脱离了胆管,吻合口细如针眼(图 4-2-3A)。怎么会狭窄到了这个程度呢? MRCP 影像中看到的那么宽大的一个胆管开口,怎么就变成了一个针眼呢? 进一步探查发现胆管囊肿确实没有被切除,还在原来的位置,且张力很高,穿刺抽出无色胰液(图 4-2-3B)。切除遗留的胆管囊肿,囊肿壁上看到许多吻合器的钉子(图 4-2-3C)。经过手术探查和分析,我们终于能看懂这个 MRCP 影像了,标注如图 4-2-3D,也终于搞清楚了第二次手术是怎么做的(图 4-2-3E)。

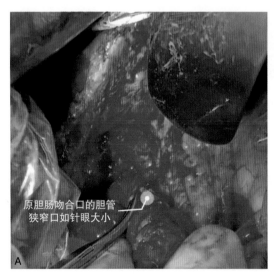

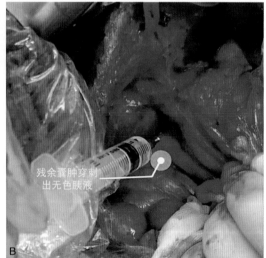

图 4-2-3　Ⅰ型先天性胆总管囊肿患者第三次手术探查所见

A. 术中探查可见原胆肠吻合口细如针眼;B. 穿刺残余囊肿。

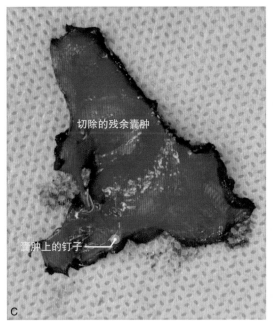

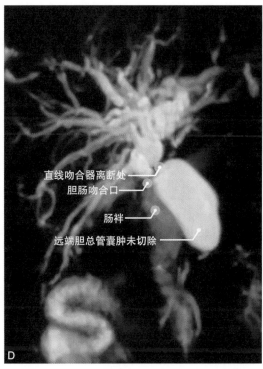

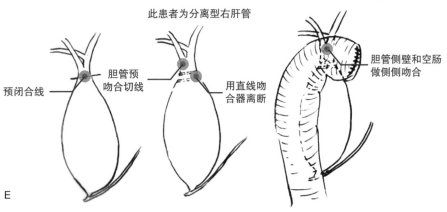

图 4-2-3　Ⅰ型先天性胆总管囊肿患者第三次手术探查所见（续）

C. 切除的残余囊肿；D. 对患者术前 MRCP 影像的标注；E. 前次手术方式示意。

　　根据手术探查结果，我们推测，为了便于在腹腔镜下操作，第二次手术的术者对手术流程进行了两点优化创新：①并未切除原本应该切除的胆总管囊肿，而只是在囊肿上端用直线切割吻合器进行了离断。②把胆肠吻合由端侧吻合改成了侧侧吻合，刚好这例患者又是分离型右肝管，也就等于是用右前叶胆管的侧壁和空肠做了吻合。

　　从手术的效果来看，这是一例失败的手术创新。失败之处就在于手术的两个关键步骤都没有做好：该切除的胆管囊肿没有切除；该重建的胆肠吻合没有重建好。

【要点】

1. 通常来说，Ⅰ型胆总管囊肿的手术步骤应如图 4-2-4 所示。对胆总管囊肿手术切除的要求是尽量完整切除囊肿，也就是所谓的"上面不留裙子边（有争议），下面不留小酒杯"（图 4-2-5）。对囊肿完整切除确有困难者应该毁损残留囊肿的黏膜（图 4-2-6）。

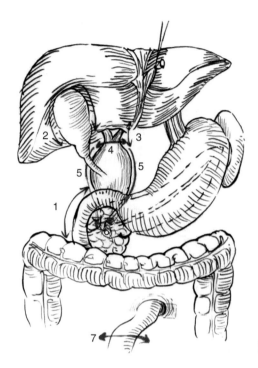

图 4-2-4 Ⅰ型胆总管囊肿的手术步骤示意

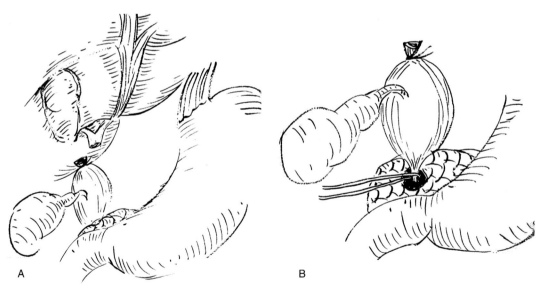

A

B

图 4-2-5 胆总管囊肿上下端的切除范围

A. 上端；B. 下端。

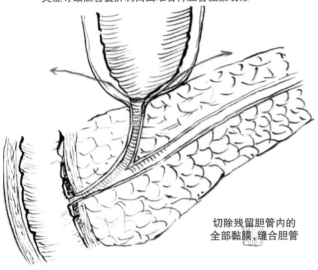
炎症导致胆管囊肿剥离困难者行胆管黏膜切除

切除残留胆管内的
全部黏膜,缝合胆管

图 4-2-6　毁损残留胆总管囊肿的黏膜

　　2. 先天性胆总管囊肿的手术原则:①恢复胆汁向肠道内引流,预防反流性胆管炎;②切除扩张的胆总管,以防癌变;③采取措施,预防吻合口狭窄。

　　根据此原则,我们对原手术进行了进一步完善(图 4-2-7)。

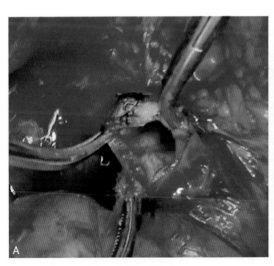
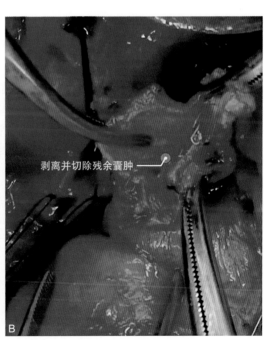

剥离并切除残余囊肿

图 4-2-7　Ⅰ型先天性胆总管囊肿患者第三次手术过程

A. 向上扩大胆管残端开口以备胆肠吻合;B. 完整剥离并切除残余胆总管囊肿。

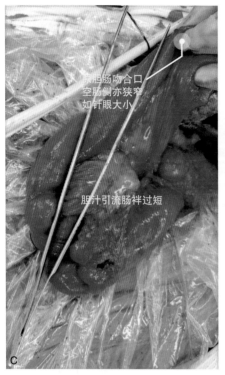
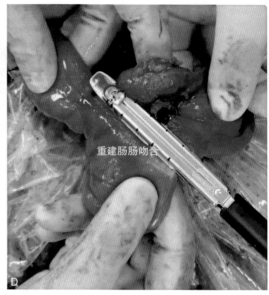

原胆肠吻合口
空肠侧亦狭窄
如针眼大小

胆汁引流肠袢过短

重建肠肠吻合

图 4-2-7 Ⅰ型先天性胆总管囊肿患者第三次手术过程（续）

C. 整理肠袢；D. 延长胆汁引流肠袢，重建肠肠吻合。

【总结】

通过这个病例我们应该认识到：手术原则和规范是在长期临床实践中形成的标准。流程可以优化，细节可以完善，手术器材可以改进，但手术的基本步骤不能抛弃。为了手术方便而把该切的不切，不该留的留下来，那不是创新，那叫失范。

开腹也好，腹腔镜也罢，握刀执镜的都是人，技术是掌握在人手里的。刀、镜犹如画家手里的画笔，医师只能画工笔画，不能画简笔画，更不能画大写意画。照葫芦画瓢也不失为一种学习的态度，怕的是画瓢不成，葫芦却先丢到一边去了。

（吴小兵 姜小清）

推荐阅读

［1］金征宇,龚启勇.医学影像学［M］.3 版.北京:人民卫生出版社,2015.

［2］竜崇正,赵明浩.肝脏的外科解剖:以门静脉分段为基础肝脏新分段法的思路［M］.王继春,马笑雪,译.沈阳:辽宁科学技术出版社,2012.

［3］刘树伟.断层解剖学［M］.2 版.北京:高等教育出版社,2011.

［4］布鲁姆加特.肝胆胰外科手术图谱［M］.尚东,译.北京:人民军医出版社,2015.

［5］上西纪夫,後藤满一,杉山政则,等.消化外科手术图解·胆胰外科复杂手术操作要领与技巧［M］.谭晓冬,译.北京:人民卫生出版社,2011.

［6］迈克尔·金纳,斯坦利·阿什利.Maingot 腹部手术学［M］.王西墨,金中奎,译.16 版.北京:北京大学医学出版社,2016.

［7］魏于全,赫捷.肿瘤学［M］.2 版.北京:人民卫生出版社,2015.

［8］戴显伟.肝胆胰肿瘤外科［M］.北京:人民卫生出版社,2013.

［9］丛文铭.肝胆肿瘤外科病理学［M］.北京:人民卫生出版社,2015.

［10］布苏提,金特曼.肝移植［M］.杨甲梅,沈锋,姜小清,译.2 版.上海:第二军医大学出版社,2009.

［11］史蒂文 J.休斯.肝胆胰外科手术技巧［M］.刘荣,译.北京:科学出版社,2019.

［12］康纳.P 德兰尼.奈特外科学彩色图谱:解剖与手术入路［M］.丁自海,译.济南:山东科学技术出版社,2017.

［13］国土典宏.肝胆胰外科手术实录［M］.唐伟,译.北京:人民卫生出版社,2019.

［14］姜小清,李斌.胆道肿瘤临床诊疗聚焦［M］.北京:人民卫生出版社,2021.

［15］PIERRE ALAIN CLAVIEN,MICHAEL G. SARR,方耀民,等.上消化道和肝胆胰外科手术图谱［M］.赵玉沛,戴梦华,译.北京:人民卫生出版社,2017.

［16］古列尔米,鲁泽嫩蒂,亚科诺.肝门部和肝内胆管癌的综合治疗［M］.姜小清,刘辰,译.沈阳:辽宁科学技术出版社,2010.

［17］幕内雅敏.幕内肝脏外科学［M］.曾勇,唐伟,译.北京:人民卫生出版社,2016.

［18］幕内雅敏.高山忠利.肝脏外科要点与盲点［M］.董家鸿,译.北京:人民卫生出版社,2008.

［19］KEN TAKASAKI.Glisson 蒂横断式肝切除术［M］.吕毅,李宗芳,译.北京:人民卫生出版社,2008.

［20］刘允怡.肝门部胆管癌［M］.北京:人民卫生出版社,2012.

［21］黄志强,黄晓强,宋青.黄志强胆道外科手术学［M］.2 版.北京:人民军医出版社,2010.

［22］二村雄次.胆道外科:要点与盲点［M］.董家鸿,译.2 版.北京:人民军医出版社,2009.

肝门部胆管癌手术要点与难点

Key Points and Difficulties of Operation for Hilar Cholangiocarcinoma